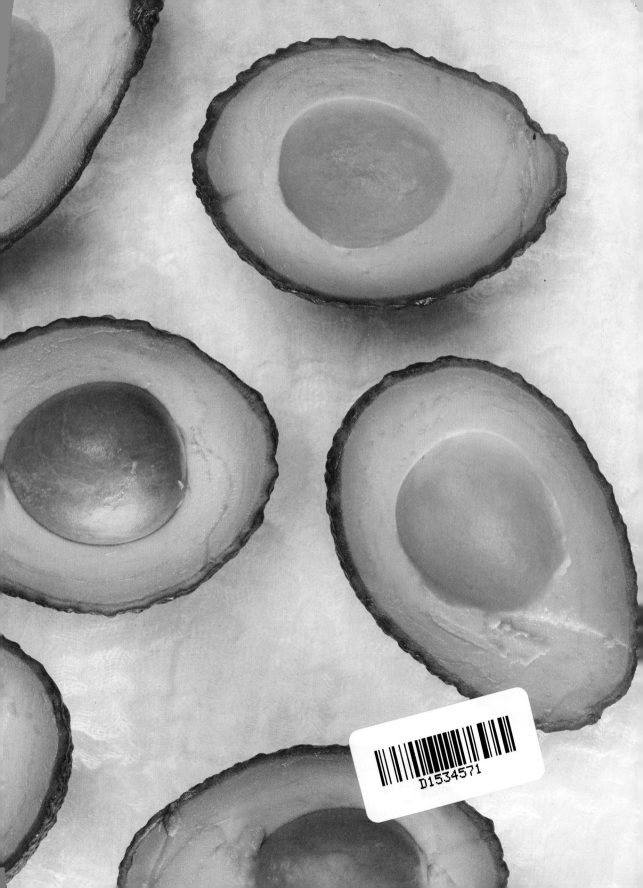

Espiritual Chef

Alimentos esenciales del alma

Javier Medvedovsky

Fotos de Becky Lawton
Ilustraciones de Gloria García Lerma

URANO

Argentina - Chile - Colombia - España - Estados Unidos - México - Perú - Uruguay - Venezuela

www.espiritualchef.com

1.ª edición Septiembre 2015

Fotografías: Becky Lawton
Ilustraciones: Gloria García Lerma
Diseño: Twice

ISBN: 978-84-7953-910-8
E-ISBN: 978-84-9944-859-6
Depósito legal: B-12.427-2015

Impreso por: Macrolibros, S.L.
Polígono Industrial de Argales
Vázquez de Menchaca, 9 – 47008 Valladolid

Impreso en España – *Printed in Spain*

Agradezco ante todo a la vida, a los elementos, al Gran Misterio.
A todo el recorrido de los alimentos hasta llegar
a mis manos, haciendo posible así realizar las recetas
que hoy salen publicadas en este libro.

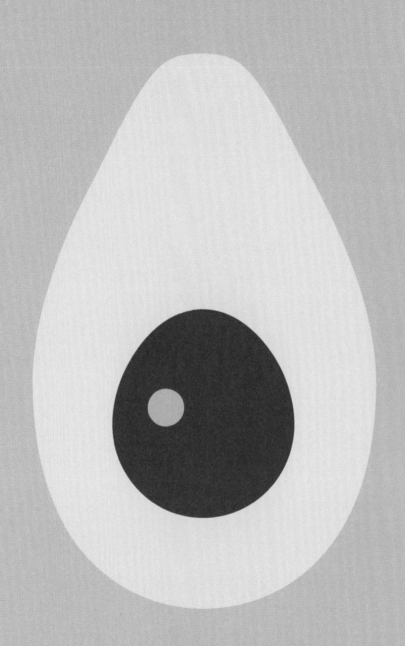

Contenido

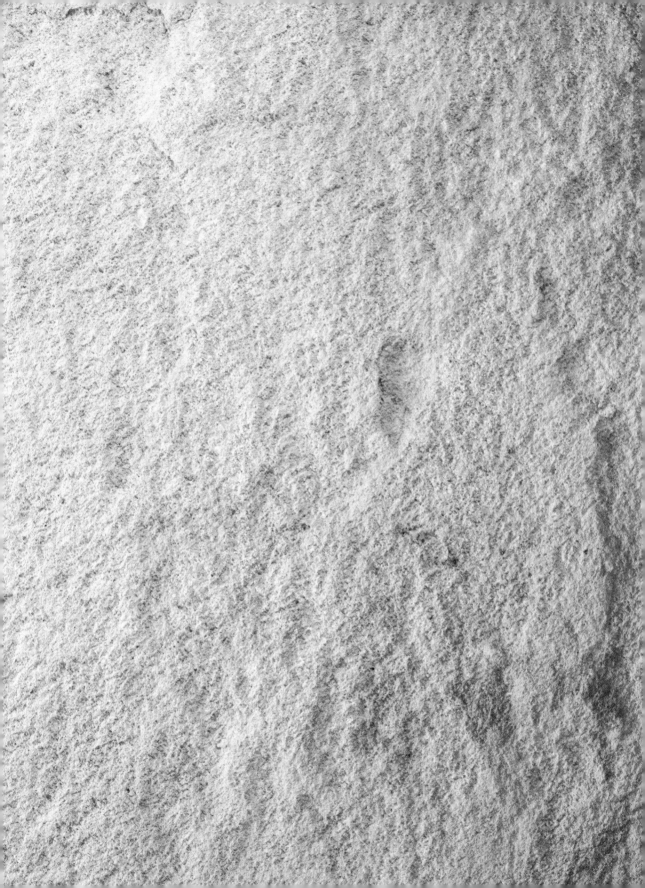

Prólogo

Para mí es un honor escribir el prólogo del libro de Javier.
Mi corazón siente que es el hijo que ha venido del sur del planeta, para comunicar su luz y su amor.

Qué mensaje tan precioso trajiste entre tus maletas:
«Me voy a buscar el alimento esencial que necesita el cuerpo».

Daba lo mismo que fuera Europa u otra parte del planeta, tu mensaje era vivo y claro, y tuvimos la suerte de que el destino te hiciera llegar entre nosotros.

Barcelona fue el lugar idóneo para experimentar cómo la conciencia en el comer transforma a las personas dando la oportunidad de volvernos como niños, tanto en lo externo, ojos brillantes, piel suave, como en lo interno, amor.

Tu constancia en seguir tu intuición, ha hecho que tus platos lleguen al alma, no sólo por la presentación sino por su contenido en armonía. Al degustarlos percibes un regalo, y los regalos son la continuación del propio ser.

Tu creatividad no tiene límites, y lo podemos comprobar en las recetas del libro. Llegarán a las personas para transformar sus corazones.

Gracias, Javier

Mercè Passola - Autora del libro *Cocina cruda creativa* - Mercè lleva más de tres décadas investigando los beneficios de la alimentación, una pasión que nació de la necesidad de crear menús saludables para su familia.

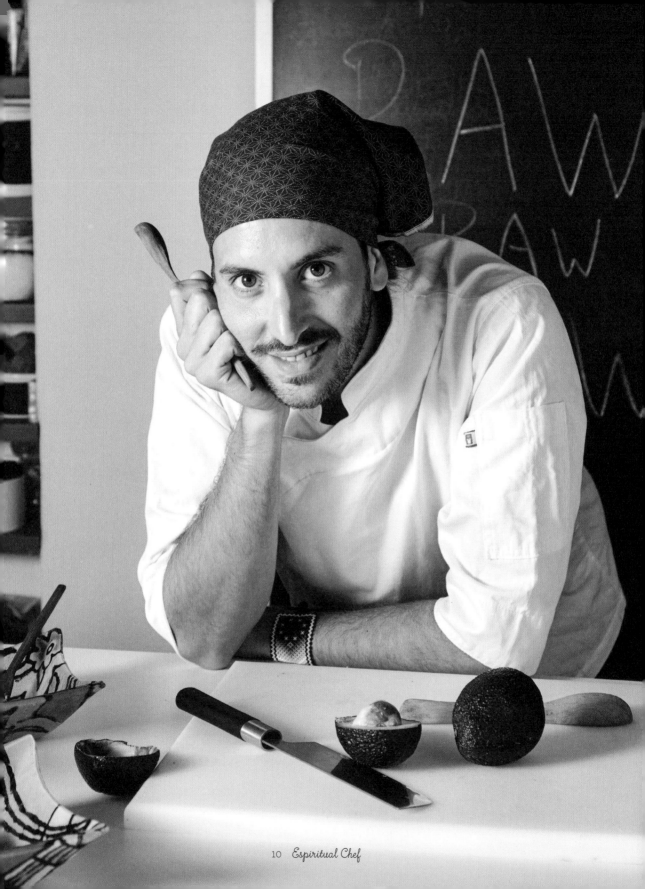

Mi historia
y relación con el alimento

Escribir un libro es un desafío para mí, pues implica poner por escrito, de una manera armónica, lo que quiero contar. Así que lo que he decidido es comenzar contándote por qué estás en este momento leyendo este libro.

Todo se inició en este planeta Tierra, exactamente en la Patagonia de Argentina, en un pueblo llamado Puerto San Julián. Allí, una psicóloga rubia, mi madre, y el ingeniero Medvedovsky, mi padre, se quisieron tanto que tras nueve meses y en un domingo caluroso de febrero, a las ocho y media de la mañana, vine a este planeta. Fue en un hospital del barrio Once de Buenos Aires. Mis padres decidieron trasladarse hasta allí a propósito para el parto, pues ya habían vivido la experiencia con Martín, mi querido hermano mayor, y consideraban que era mejor viajar a la capital para el acontecimiento. Cuando nací era largo y pesaba cuatro kilos.

Mi sangre procede de una mezcla de países bastante interesantes: Rusia, Polonia, Italia, España, País Vasco y, por suerte, también de indios autóctonos de Argentina.

Varias semanas después del nacimiento nos volvimos al sur y allí fue donde me crie. Tierras frías, con mucho viento, cielos gigantes y muy poca gente para mucho espacio. De bebé, como todo bebé que puede, me alimenté de la leche de mi madre. Hoy por hoy sé que la leche materna es un alimento muy importante que influye en el resto de la vida. Por suerte, según la rubia, ella agregaba un toque fundamental a este acto placentero, que era el de dármelo con amor, siempre que pudo. O sea, mirarme, cantarme, hablarme, siempre consciente de lo que estaba haciendo.

Por cosas de la vida, cuando yo tenía dos años, mis padres se separaron, y mi madre, mi hermano y yo nos fuimos a vivir más al sur, a Río Gallegos, una ciudad más grande. Mi padre decidió mudarse a Resistencia, otra ciudad a tres mil quinientos kilómetros de distancia, en la otra punta de Argentina, casi llegando a Brasil.

Pasaron algunos años y la nueva pareja de mi madre, Peli, llegó a casa y se convirtió en un segundo padre para mí. Poco después vendría Joaquín, mi hermano pequeño. Así que tuve la suerte de tener dos autoridades masculinas, pues con mi padre nunca corté la relación. Cada año, mi hermano y yo viajábamos para verlo. Podría decir que soy viajero ya desde muy temprana edad.

Yo era uno de esos niños inquietos, molestos, payasos, llorones y preguntón.

Para entonces, ya había empezado a incorporar otros alimentos a mi dieta, todo lo que mis padres me daban y lo que veía a mi alcance. Por suerte, en esa época, al no haber mucha economía, toda nuestra comida se preparaba en casa. Desde pequeño, me relacioné con el acto completo de comer: ver cómo se hace el pan con la harina, observarlo leudar y estar ahí cuando salía del horno calentito. Pastas, tartas, asados, guisos, patatas fritas, y muchas recetas más. Vivir todo eso ha hecho que para mí el acto de comer conlleve el valor del ritual entero, y que no se reduzca solamente a comprar el alimento, calentarlo y llevarlo a la mesa.

En esa época, también comíamos todos juntos, sin un televisor encendido. No existían los teléfonos móviles y conversábamos entre nosotros.

Pero no todo era armonía. Había ciertos alimentos que me costaba comer y, a veces, me resultaba imposible terminar el plato. Por otro lado, tenía mis alimentos favoritos, como la leche caliente con azúcar, el kétchup, la canela y, sobre todo, las famosas milanesas argentinas.

Mi madre ponía nombres a los platos y eso hacía que tuviera más ganas de comerlos, y que hacerlo fuera más divertido. Por ejemplo, *«Pomelo Mimo»* era un pomelo cortado por la mitad al que se le daba forma de corona y se untaba con azúcar. No es igual que el mismo pomelo cortado por la mitad con azúcar y sin nombre.

Mi primera receta la hice a los cinco años, fue una torta de hojaldre. Consistía en juntar varias tandas de dos tapas de empanada con un palo de cocina, hornearlas con ayuda de mi madre, untarlas con dulce de leche y hacer una torre con ellas. Mi madre acababa la receta cubriendo todas las tapas con merengue. Para mí era un juego, y con todo juego se aprende.

A medida que fui creciendo, no creáis que fui evolucionando en la cocina. Era más bien un niño que jugaba a la pelota y trepaba paredes. Era inquieto. Rompía muchas cosas. En esa etapa, la comida, aparte de darme placer, se fue transformando en un acto de obligación, de cultura, de emociones y, sobre todo, en adicción.

Ya en los años noventa, tiempo de mucho consumismo en Argentina, en mi casa se empezó a incorporar en la dieta lo que se veía en la televisión y lo que estaba colocado en primera fila en los grandes supermercados, lugar al que me encantaba ir. Así fue cómo bebidas negras efervescentes, latas, cajas y bolsas de colores brillantes con consistencias crocantes e intenso sabor dulce o salado dominaron mi paladar.

Los sábados al mediodía teníamos comida de «feliz cumpleaños», o sea, comíamos sándwiches, patatas fritas de bolsa y bebida negra efervescente. Un gran momento. Permitidme que vuelva un momento al presente para dejar claro que no estoy haciendo una apología del consumo de estos productos, lo que sí estoy diciendo es que disfrutemos con alegría de las comidas y pongamos nombres, ¿por qué no? Mi madre me contó que de pequeña comía un postre con sus ocho hermanos que se llamaba «Chúpate los dedos». Ya el nombre decía mucho.

Durante mi adolescencia, la comida no tenía especial relevancia para mí y los estudios en la escuela no me gustaban mucho. Estaba más interesado en lo social y en las amistades. Pasé por varias etapas: fui el pacífico, amigo de todos: *hippies*, roqueros, *punks, darkies...* Filosofar, escuchar música, fumar, enamorarme de alguna chica, emborracharme, mirar la televisión y caminar pasando frío eran mis entretenimientos. Hay momentos en la adolescencia donde quieres o quieren que te desconectes y no puedes sacar lo que llevas dentro, no sabes cómo hacerlo. Sientes un vacío. He visto cómo mostraban odio y violencia algunos chicos. Yo opté por la paz, solía decir «todo está bien» y, en muchos casos, elegía el silencio.

Fui creciendo y llegó el momento de terminar la secundaria. Con dieciocho años tenía que decidir qué estudiar. Me resultó bastante difícil, ya que en todo el ciclo escolar no me habían enseñado a decidir por mí mismo. Y entonces me pregunté: «¿Qué me gusta hacer? ¿Qué sé hacer? ¿Qué podría aprender?» Viajar y la música era lo que me gustaba, y podía aprender a cocinar. Con esta conclusión y con incertidumbre me marché a Buenos Aires a estudiar diseño en indumentaria textil, y a la vez me inscribí en la carrera de chef en el IAG (Instituto Argentino de Gastronomía). A la universidad de diseño no fui nunca. A la de cocina, sí. Allí aprendí todas las técnicas francesas, recetas clásicas, cortes, mezclas y la esencia de la cocina. Feliz con mi oficio, viví mis primeras experiencias profesionales en la cocina: un restaurante italiano, un restaurante clásico argentino, cocinas de autor, comedores de escuela, *catering*, restaurantes japoneses y otros más modernos. Y ahí estaba, en las cocinas, alimentando a la gente de diferentes maneras, relacionándome cada día con los alimentos, tocándolos, cortándolos, transformándolos. Otra cosa que aprendí en las cocinas fue a relacionarme, a trabajar la paciencia y a aceptar directrices. Con mis primeros sueldos empecé a sentirme más independiente y a desenvolverme por mí mismo. Cada cocina es un mundo, cada cocina es un aprendizaje.

Paralelamente, en mi vida privada, al irme de casa de mi madre no tuve otra posibilidad que la de adoptar la responsabilidad de decidir qué comer cada día, teniendo que arreglármelas sí o sí. Al ser cocinero, mis papilas gustativas comenzaron a absorber todos los deleites que aprendía y cocinaba en los restaurantes, pero, por otro lado, también recurría a lo fácil, a la comida rápida como empanadas, pizzas, pastas e incluso en algunos casos seguía recurriendo a alimentos muy adictivos. Durante aquellos años fui cliente en varias ocasiones de esos restaurantes con una eme mayúscula dorada.

También me relacionaba con el sexo opuesto experimentando el hecho de decidir entre dos. Lo curioso fue que mis primeras convivencias fueron con chicas vegetarianas, algo raro en Argentina, pues como sabréis culturalmente comer un asado es como ir a misa. Ahora lo entiendo, pero en aquel momento no era consciente de ello. Hoy veo esas relaciones como señales y guías del más allá para que yo tomara otra dirección. Gracias a ellas empecé a valorar y a incorporar más alimentos del reino vegetal a mi alimentación.

En lo que a mi salud se refiere, ya desde pequeño he padecido varias enfermedades crónicas, como asma y alergias a un montón de cosas. Solía tener los ojos irritados, estornudaba cada día, tanto que hasta me proporcionaba placer. No está de más añadir que el humo del cigarro llenó mis pulmones desde los quince hasta los veinticuatro años, cuando toqué fondo. No había aprendido por las buenas y la vida me llevó a aprender por las malas, o sea, llegué a sufrir un neumotórax. Se me perforó un pulmón. Esta es la parte más terrorífica del libro, os lo prometo. Estaba cocinando en un restaurante y de repente no podía respirar. No era nada agradable, como podréis deducir. Me fui rápidamente al hospital, me sacaron sangre, me pusieron suero, luego anestesia y directo al quirófano. Amanecí en una cama con una manguera que me salía del pulmón y otra con suero en una vena del brazo. En ese momento me pregunté: «*¿Qué estoy haciendo aquí?*», y empecé a buscar la respuesta.

Se dice que los ángeles nos guían sutilmente y nos envían guías en forma de personas, carteles, mensajes, situaciones; eso sí, hay que estar bien atento porque si no los ángeles se cansan y le dicen a Dios que ya no pueden contigo, y Dios envía a los demonios, que en realidad también nos guían, pero a la fuerza, para que nosotros, sí o sí, nos demos cuenta de por dónde nos quieren guiar. No aprendí con un estornudo, tampoco con una alergia, ni tampoco con un ataque de asma. Pues bien, se me perforó el pulmón y ahí me quedé, en la cama de un hospital. No se lo aconsejo a nadie. Lo que estoy diciendo con esto es que debemos estar muy atentos a las señales que nos envía la vida.

Esa experiencia la viví como un punto y aparte. A partir de ahí todo era nuevo. Fue así de tal manera, que al despertarme después de la operación vi a mis padres por primera vez juntos. «¿Tenía que suceder esto para poder veros juntos a los dos?» Por otro lado, ese mismo día vino una amiga a verme y me regaló un libro que se llamaba *La enfermedad como camino*. Ya el título lo decía todo. Y otra amiga me dio la tarjeta de una médico china y me dijo: «*Javi, cuando salgas de aquí, ve a verla*».

Yo siempre digo que tengo un Che Guevara pequeñito dentro de mí que hace que me rebele frente a ciertas cosas. Cuando me dieron el alta me rebelé ante el diagnóstico de aquellos médicos: asmático y alérgico a todo. Tenía que tomar pastillas para el dolor y esnifar Ventolín de por vida. En fin, no me apetecía nada la idea, así que decidí pedir cita con la médico china. Su consultorio era muy diferente al consultorio de un médico de hospital: cuadros grandes, olor a artemisa y música relajante. Ahí estaba ella, me miró a los ojos, observó mi lengua, mi postura, me tomó la presión con los dedos, me preguntó cuál era mi historial de enfermedades y al instante tenía un diagnóstico, hecho sin la necesidad de sacarme sangre, de hacerme una radiografía o de utilizar algún otro instrumento. Me dijo: «*Javi, te trataré con moxas, acupuntura y otras técnicas pero me vas a tener que hacer un favor muy importante*», y aquí va lo importante de esta historia, «*tienes que dejar de tomar lácteos y harinas, ya que generan mucha mucosidad en tu organismo*. Y yo en esos momentos, por primera vez en la vida, tomé conciencia de que los alimentos tienen un efecto en el cuerpo. Y así, como gran preguntador

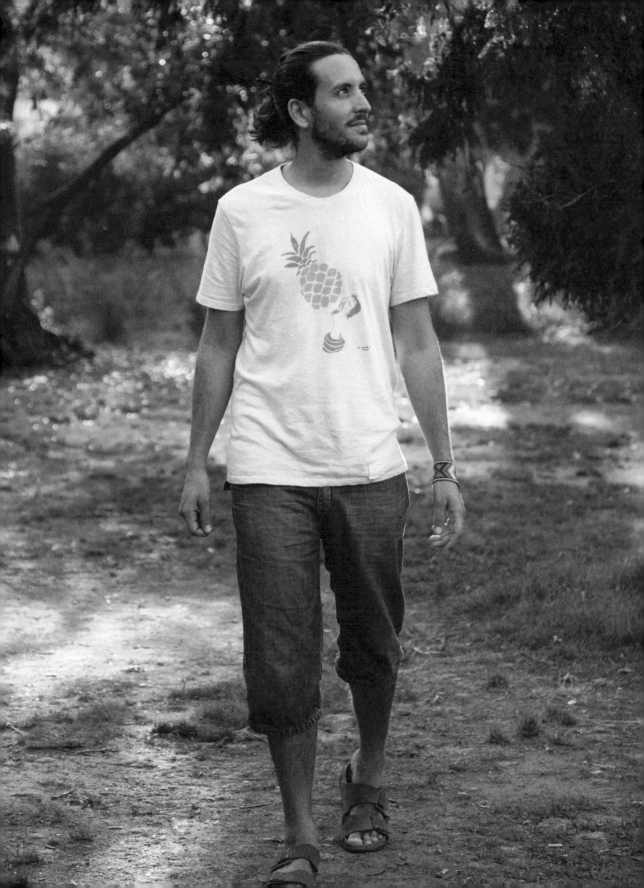

que soy, dije: «*Si los lácteos y las harinas generan mucosidad, ¿qué provocan el resto de los alimentos? ¿Qué efecto tienen? ¿Qué hace la carne? ¿El azúcar? ¿Una manzana? ¿Una aceituna?*» Y comencé a buscar respuestas.

Al volver a las cocinas, me encontré con que estaban llenas de harinas y de lácteos y no pude evitar pensar y sentir que no podía dar de comer algo que a mí no me hacía bien. Ahí fue donde empezó mi búsqueda de los alimentos esenciales para el alma, o mejor dicho, para mi alma.

Además de empezar a cuidar mi alimentación, tuve mis dosis de terapias: constelaciones familiares, psicólogos gestálticos, libros de autoayuda, tarot, astrología. Con todo ello, y sobre todo con una actitud positiva, conseguí despedirme del asma, de las alergias y de otras «enfermedades» que me habían diagnosticado de por vida.

Pasaron unos cuantos meses y mi espíritu viajero me llevó a conocer la vieja Europa. Me surgió la posibilidad de hacer una práctica de cocina en el País Vasco, en Lasarte, en el restaurante de tres estrellas Michelin, Martín Berasategui. Antes de partir organicé una cena de degustación en un restaurante de Río Gallegos. A la gente le resultaba novedoso que un chef de allí partiera a Europa. Me hicieron algunas entrevistas y de un periódico me preguntaron: «¿A qué vas a Europa?», y yo, espontáneamente, contesté: «*Me voy a buscar el alimento esencial que necesita el cuerpo*». Y esa frase quedó plasmada y se publicó como título en grande junto a mi foto en aquel periódico. Hoy creo, y puedo decir, que encontré alimentos esenciales para el cuerpo y también para el alma.

Me subí al avión y, al llegar a Madrid, me fui a un lugar donde servían jamón. Me comí el más caro y acto seguido me hice vegetariano. ¡Tenía que despedirme a lo grande! Hoy por hoy, el jamón lo veo como patas de cerdo muerto curadas con sal. Cuando cambias de país y de cultura se te ofrece la posibilidad de cambiar tus hábitos y empezar de nuevo. Yo vine a

España con la idea posible de quedarme a vivir, y allí me encontré, solo, sin familiares cercanos y con una maleta.

Durante mi práctica en el País Vasco aprendí muchas cosas que he incorporado a mi cocina, y también aprendí otras que decidí no incorporar. Cincuenta cocineros en línea. Todos en equipo para lograr una misión en conjunto cada día: dar de comer, con perfección y arte, unos menús con muchos detalles. Tras la finalización de mi práctica empecé a trabajar en un restaurante tradicional vasco en San Sebastián. Era una cocina de las llamadas «cocinas de guerra»: jornadas largas sirviendo a cientos de personas muchísima comida. No entraré en detalles de lo que servíamos, pero os lo podéis imaginar.

Fue entonces cuando paralelamente empecé a buscar información sobre el mundo vegetariano, diferentes dietas, restaurantes, herbolarios, la agricultura ecológica y todo sobre temas de cocina natural. Gracias a Internet, pude conocer restaurantes y a personas que me fueron guiando y compartieron conocimientos. Estando allí empecé con limpiezas a base de arroz integral, dejé de comer todo lo procesado y profundicé en la dieta macrobiótica. De repente, me fui adentrando en un mundo nuevo. Cuando cambiamos nuestros hábitos alimenticios, cambiamos nuestro estilo de vida. Fue entonces cuando decidí no trabajar más manipulando animales.

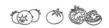

Y buscando y buscando restaurantes vegetarianos para trabajar por diferentes ciudades terminé en Barcelona. Allí pasé por varias pruebas y terminé en un restaurante del Raval, en pleno barrio turístico. Aprendí a manipular cereales de todo tipo, trabajé con tofu, seitán, sopas, vegetales, algas y mucho más. Allí también, para mi sorpresa, conocí a una chica, una especie de ángel, que comía todos los días la misma ensalada: hojas verdes, aguacate, tomate, aceite de oliva y sal. Un día me acerqué a ella y le pregunté por qué comía esa ensalada todos los días y ella me dijo que comía todo crudo, que aportaba más vitalidad, que comer así prevenía enfermedades, que desintoxicaba el cuerpo, que alcalinizaba la sangre, que comiendo así te conectabas más con la naturaleza y que llegabas a estar más cerca de lo divino, que existían restaurantes que servían preparaciones sin cocinar, utilizando técnicas diferentes para que los alimentos mantuvieran sus propiedades y colores. En fin, que existía otra manera de comer y esa manera era comer los alimentos en su estado vivo. El *Raw Food*, llamado así en inglés, llegó a mi vida y fue así como comencé a practicar esta dieta en su esencia durante un año, en el que sólo comí ensaladas. Cambié una vez más mi alimentación y esta vez mi vida dio un giro cuántico. Todo lo empecé a ver de otra forma, y era muy agradable. Me sentía con una vibración única en la que me sensibilizaba con todo. Adelgacé, mi piel se hizo más suave, mis ojos brillaban como los de un niño.

Transcurrido ese año, quise profundizar en el tema y me apunté a un taller con Mercè Passola, autora del prólogo de este libro y del libro *Comida cruda creativa* en el que tuve la suerte de participar. Ella, con todo su amor, me enseñó a germinar, a hacer fermentos, deshidratados y diferentes preparaciones donde las ensaladas pasaban a tener forma.

Al practicar y practicar esas técnicas y crear recetas, llegué a sentir la necesidad de compartir lo aprendido y no trabajar más cocinando, así que renuncié al trabajo del restaurante e inicié un ciclo de cenas en casa, «Las cenas vivas», junto a un gran amigo. Allí la gente me veía como un extraterrestre, pero yo, fiel a lo que sentía, seguía con ganas de compartirlo.

Fue duro el comienzo y supuso mucho esfuerzo. Comencé a impartir talleres y poco a poco se interesaron más personas. Así nació *Espiritual Chef*. Para mí, «Espiritual» es estar de forma consciente en cada acto que haces en tu vida, conectado y respetando no solamente las leyes de la sociedad, sino también las leyes de la naturaleza. Y «Espiritual Chef» es esa conciencia en el acto del chef; preocuparme y ocuparme por qué comprar o qué cosechar; por cómo manipular los alimentos o cómo presentarlos, así como por la influencia en el medio ambiente; y preocuparme también por quien come esos alimentos y por su digestión.

La vida me llevó a la mágica isla de Ibiza, donde durante tres años experimenté una conexión más directa con la naturaleza, y donde *Espiritual Chef* fue evolucionando y creciendo. Allí conocí a Gloria, mi compañera de vida e ilustradora de este libro. Ya hace varios años que, junto a ella y un equipo, vamos difundiendo esta manera de ver la vida en diferentes ámbitos. Realizamos talleres, conferencias, eventos, *caterings* y servicios de chef privado. Adicionalmente, dirijo la cocina del restaurante El Café Blue Project, en Barcelona. Éste ha sido el primer escenario donde he expuesto todas las recetas que he ido creando y que miles de personas ya han degustado.

Hoy tengo treinta y tres años, edad a la que hace seis años me propuse escribir un libro. Es por ello que hoy tienes este libro en tus manos.

Mucha gente me había preguntado: «*¿Para cuándo, Javi, tu libro?*» Y yo, con total seguridad les respondía: «*A los treinta y tres*». Y cuál fue mi sorpresa cuando la editorial Urano, a mis treinta y tres, me llamó por teléfono para proponerme escribir un libro. Esto es destino y alineación perfecta con el universo. Espero que lo disfrutes y que le saques provecho.

Es un honor poder compartir lo que he aprendido de mi experiencia, una experiencia de vida a través del arte culinario, donde he encontrado la pasión por hacer algo. Donde he encontrado lo que me gusta. Donde la creatividad es infinita, y donde no importan ni las horas ni los días, sólo es presente y entrega incondicional.

Todos sabemos hervir, freír, saltear, hornear, etc. Pues bien, aquí te presento otras técnicas que puedes incorporar a tu dieta y con ellas preparar ilimitables recetas.

No pretendo nada de ti, sólo sigo mi intuición, la que me dice que en nuestros platos la ensalada tiene que ser más grande. Aquí encontrarás muchas ensaladas de diferentes formas y texturas gracias a estas técnicas.

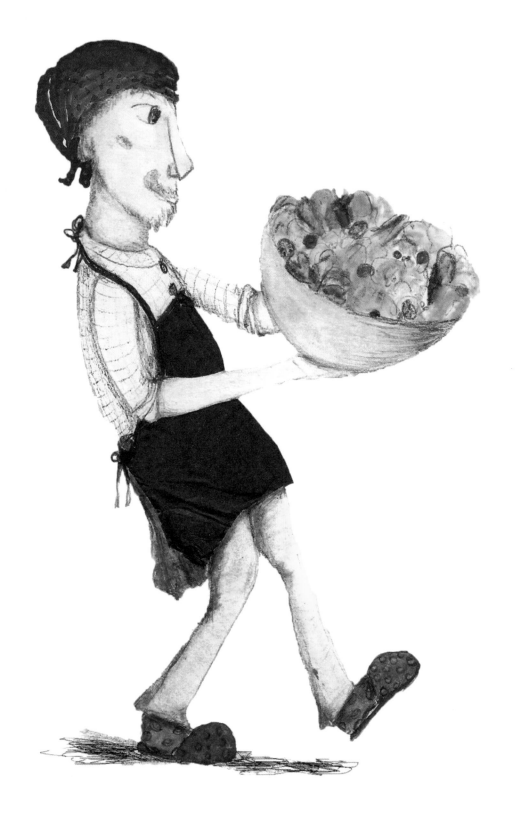

Abre este libro
como si fuera un regalo
y recorre sus hojas
con inocencia.
Seguro que te será
productivo y nutritivo.
Muchas gracias.
¡Qué aproveche!

Te invito a que veas más información sobre el proyecto en:
www.espiritualchef.com

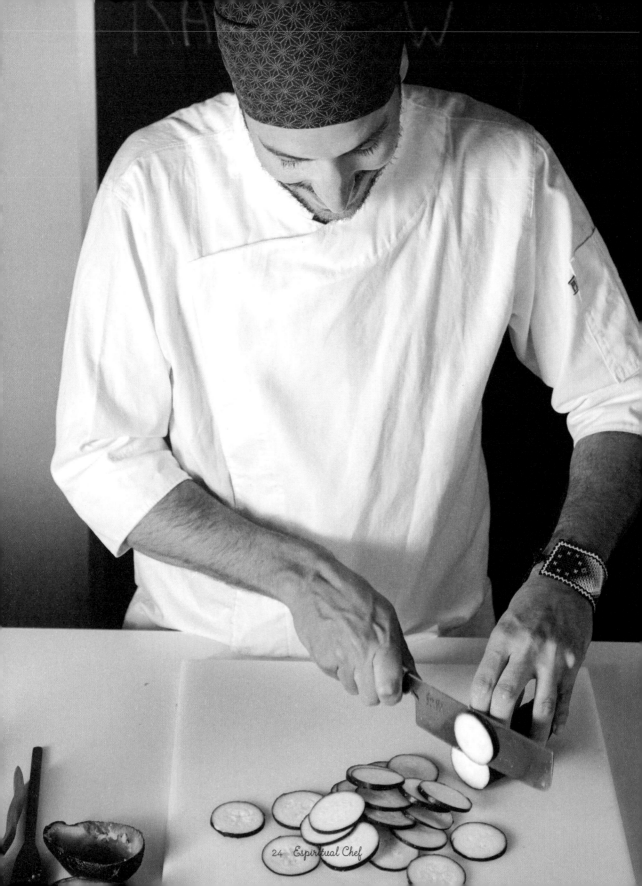

Un cocinero rawolucionario

Tal vez suene inocente, pero siempre tengo la esperanza de que en algún momento, en este planeta en el que vivimos, lleguemos a un acuerdo todos los que lo habitamos para solucionar los problemas que existen. Ya está, ya se terminó el no ayudarnos entre nosotros, somos hermanos. Es una gran necesidad la unión entre todos, así habrá más fuerza. Todos tenemos algo en común, vivimos en el mismo planeta. Todos somos responsables de lo que sucede en él. Las injusticias e indiferencias me causan un profundo dolor, un dolor que me acompaña desde hace tiempo, y no puedo apartar la mirada y seguir como si no pasara nada. Toda persona en esta tierra merece contar con los recursos necesarios para vivir dignamente.

La historia es muy larga y nosotros somos herederos de ella. Y así como individualmente nos podemos sanar, podemos entre todos sanar la historia. Aunque sea ir aportando granitos de arena. Un granito de cada uno, suma para un gran cambio.

En cuanto a la comida, las dietas y las etiquetas nos separan. Ya tenemos bastante con nuestras nacionalidades, religiones y nombres. No nos podemos pelear por lo que come o deja de comer uno u otro. Lo que sí tenemos que hacer es participar con responsabilidad en todo el proceso de nuestros alimentos. La naturaleza nos provee siempre con abundancia, y ésta nos pertenece a todos. El aire, el agua, la tierra y el sol están ahí disponibles para que nosotros, los seres humanos, los gestionemos con inteligencia y ética.

Hay muchas verdades, tú puedes buscar la tuya propia. Yo aquí no estoy planteando la verdad absoluta, como mucho estoy planteando lo que es ahora mi verdad. Y puede ser que más adelante mi verdad sea diferente.

De todos modos, me siento muy bien con ésta. De no ser así, no estaría escribiendo este libro en estos momentos.

Hay quien dice que a veces es mejor no saber la realidad de las cosas. Tenemos que abrir los ojos y despertar. Despertar a una nueva manera de ver el mundo y hacer lo posible por alimentarnos de forma natural. Como consumidores, estamos siempre participando con algo. ¿Con qué quieres participar tú? ¿Te has dado cuenta del poder que tienes? Recuerda: en tus manos y en tus decisiones está el cambio.

Tras manipular tantos alimentos he llegado a varias conclusiones, y una de las más importantes fue que si un árbol, por ejemplo, de mango, tarda unos treinta años en crecer para dar muchos kilos de frutos por año, el árbol nos dice que tenemos que trabajar mucho y durante un tiempo prolongado para obtener resultados. En la naturaleza todo tiene su proceso y su tiempo. Nada es instantáneo. Es fácil ir con un papel, llamado dinero, e intercambiarlo por un mango. Pero si tenemos que cultivar nosotros mismos ese mango, necesitamos mucho tiempo y dedicación. Si nos detenemos a pensar en que hace treinta años alguien plantó un árbol de mango para que hoy nosotros podamos tener ese mango, digo ¡uau!, esa persona o comunidad ha pensado a largo plazo para que las próximas generaciones tengan mango para alimentarse cada año. Y yo os pregunto: ¿Estamos pensando en el alimento de nuestras próximas generaciones o sólo pensamos en nosotros y punto? Estamos de paso por el planeta y la experiencia de vivir es única. Somos unos privilegiados por tener todo lo que tenemos y poder disfrutar de ello, pero es nuestro deber cuidarlo, compartirlo y dejarlo mejor que cuando llegamos. Como leí en un cartel de un baño público: **«*Déjalo como te gustaría encontrarlo*»**. O sea, ¡tenemos que dejar este planeta como nos gustaría encontrarlo!

¿Te imaginas que todos participáramos plantando árboles frutales y huertos en las escuelas, en las reuniones familiares, en las fiestas; que lo hiciera también la gente que está en las cárceles, los soldados, etc.? Esto generaría alimentos, más oxígeno, más aire puro, más felicidad, una mejor educación y, como consecuencia, habría más amor. Esto es sólo un ejemplo.

Lo que quiero decir es que si trabajamos juntos en ello, podremos vivir en un planeta repleto de recursos que nuestras próximas generaciones heredarán. Alguno podrá argumentar excusas o razones para no hacerlo: que si hay grandes industrias, petroleras, banqueros, etc. Yo os digo que todos estamos dentro de este planeta y que todos tenemos que ponernos de acuerdo. Otro mundo es posible, y tanto el más destructivo de todos como el más pacífico tienen el deber de vivir, convivir y dejar este planeta en armonía. Cada uno en la medida de sus posibilidades.

Soy un cocinero y mi oficio es dar de comer a través de la mente, el cuerpo y el alma. Yo quiero dar de comer alimentos que sean sanos, que sean naturales y que provengan de las plantas. Un cocinero tiene el deber de ofrecer una comida saludable. Estamos de acuerdo en que no todos comemos lo mismo, pero ¿nos paramos a reflexionar qué efectos provocan los alimentos en nuestro organismo?

Cada fruto es un regalo de la naturaleza. Familiaricémonos con él, aprovechemos al máximo este regalo.

Cuando emprendí el viaje hacia la búsqueda de los alimentos que necesita el alma, al principio pensé que iba a ser algo complicado y difícil. Hoy puedo decir que he llegado a la conclusión de que es lo más simple que puede existir. Si viviéramos en la naturaleza y sólo existiera el sentido común, los alimentos esenciales serían aquellos que la tierra nos da sin esfuerzo alguno.

En la naturaleza hay centenares de alimentos que podemos comer, que crecen y maduran en el momento justo. Ellos nos nutren completamente gracias a su perfección: frutos, hortalizas, raíces, semillas, hojas, flores, setas, hierbas, bayas, algas, etc. Todos repletos de colores: verdes, negros, blancos, amarillos, naranjas, rojos, azules, marrones. Están ahí, disponibles para nosotros.

Existen estudios científicos que demuestran que los colores de los alimentos están ligados a nuestros órganos y tienen una influencia terapéutica en nuestra salud. Tanto su color, como su forma, sabor, textura y aroma no son fruto de la casualidad, sino que han sido diseñados por el Gran Misterio y contienen mensajes para nosotros. Hay una geometría perfecta en cada uno que también está relacionada con diferentes partes de nuestro cuerpo. Te animo a que profundices sobre este tema.

Como dice Omraam Mikhaël Aïvanhov, filósofo francés de origen búlgaro: *«Los frutos son cartas de amor que Dios nos envía y tenemos que saber leerlas, pues al leerlas recibiremos todo el amor de Dios».*

Ahora bien, existen las ciudades y todo este tinglado que hemos montado, y además todos tenemos que comer. La tecnología y la agricultura evolucionaron, y gracias a ellas hacemos tratos con la naturaleza para que nos provea de alimentos. Hoy por hoy la permacultura, la biodinámica o la agricultura ecológica intentan obtener alimentos mediante prácticas que aseguran la biodiversidad y la conservación del suelo y del resto de los recursos naturales a largo plazo.

Cuando hablo de alimentos esenciales, hablo de los alimentos a los que agradecemos, a los que rezamos. Estos alimentos conllevan un largo proceso hasta que llegan a nuestra mesa, y nosotros, antes de comerlos, tenemos que tomar conciencia del agradecimiento, aunque sea mínimamente. Un tomate, por ejemplo, se plantó primero desde la semilla, brotó en la tierra, allí empezó a crecer su rama y día a día fue creciendo más hasta que brotó su flor, luego el fruto, que al principio fue verde, y poco a poco maduró. Todo ese tiempo, que suelen ser varios meses, estuvo allí la planta absorbiendo agua, sol, contemplando las estrellas, escuchando los pájaros, etc. Y nosotros venimos, lo recolectamos y nos lo comemos, así, sin más. Pues no, como mínimo debemos tomar conciencia de todo su proceso y dar las gracias por él, aunque sea ofreciéndole un silencio, se lo merece.

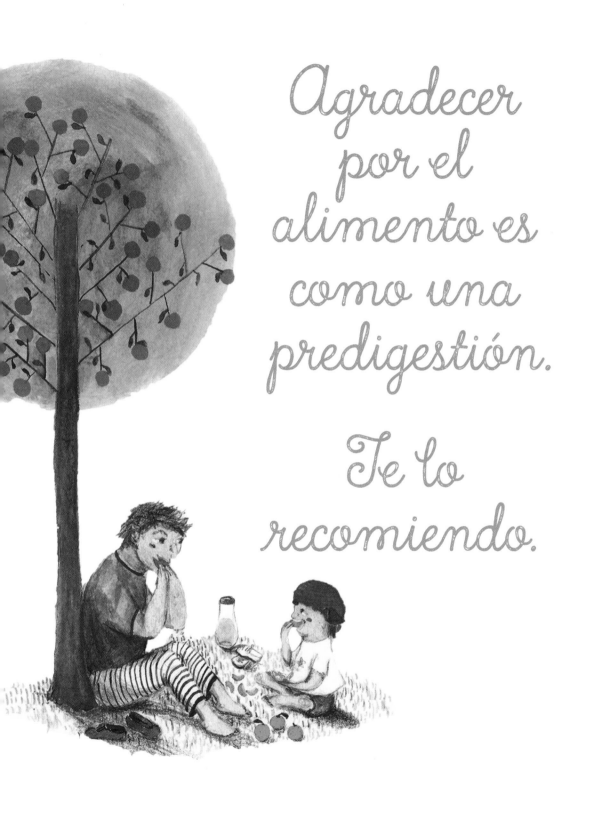

Agradecer por el alimento es como una predigestión.

Te lo recomiendo.

La cocina está de moda. Lo que quizá muchos no saben es que realmente cocinar es una gran responsabilidad que requiere mucho esfuerzo y dedicación, sobre todo si entiendes el hecho de dar de comer como lo entiendo yo.

Para mí, dar de comer implica nutrir, y lo considero una obligación para todo aquel que cocina. Como mínimo tenemos que aprender a cocinar de una forma sana y nutritiva, e ir incorporando este modo de hacer en las mesas, en la familia, en los restaurantes, en los menús escolares, en la televisión, en los productos alimenticios de los expositores de los supermercados, etc. Si creamos la oferta, paso a paso generaremos más demanda, y el comer sano será una costumbre natural y normal.

Somos seres de costumbres y nos acabamos acostumbrando a todo lo que nos van proponiendo o nos vamos proponiendo. ¿Por qué no hacer un esfuerzo y acostumbramos a incorporar actos buenos que repercutan en todos?

La educación es la clave. Es importante formar a profesionales de cocina de todos los ámbitos (restaurantes, escuelas, universidades de cocina) para que difundan una alimentación más natural y en la que el placer que produce la comida provenga de fuentes naturales.

Los medios de comunicación, e incluso los padres y madres también debemos tomar responsabilidades. Las culturas, costumbres e intereses económicos nos han metido en una caja que no nos permite ver más allá.

La gastronomía como tal nació hace relativamente poco, y ha crecido y evolucionado de forma muy rápida, dando lugar a miles de tendencias. En lo referente a la alta cocina, sobre todo en Occidente, considero que estamos viviendo una revolución de la que se hablará en el futuro como un momento de cambio, pues muchos chefs, junto a sus equipos, con mucho trabajo y constancia han demostrado que la cocina es mucho más que freír, hervir, hornear y todo lo que nos impusieron las escuelas de cocina convencionales hasta hace muy poco. Hoy en día, la cocina ya es un campo de creación libre para todos. Las técnicas son infinitas y la vieja escuela ya no es la única opción. El mundo de la tecnología, la biología o el diseño se han integrado hasta llegar a fusionarse en muchos casos, convirtiendo la gastronomía en arte y ciencia.

Uno de los chefs de referencia para mí fue Ferran Adrià. Él fue la fuente de inspiración y motivación para que yo insistiera y creyera en lo que hago. Si crees en algo y lo haces con amor, puedes llegar a lograr todo sueño.

Así pues, yo digo, tomemos conciencia y demos importancia a la procedencia de los alimentos. Cada vez que estemos cocinando o alimentándonos, preguntémonos: ¿Qué efecto tiene? ¿De dónde viene cada ingrediente que utilizo? Todas las respuestas están ahí disponibles, ya todo es más visible y la verdad está latente.

Además, si nos preguntamos: ¿Cómo es la planta? ¿Este fruto viene de un árbol o de un arbusto? ¿Cuánto tiempo tarda en crecer? ¿Cómo se cultiva? ¿Tiene flores? ¿Cómo son?, o ¿de dónde proviene? Todas estas reflexiones harán más rico nuestro plato y absorberemos mucho más que los nutrientes. Nuestras manos son alas, y con ellas podemos volar y crear todo lo que pasa por nuestra mente y nuestro corazón. Así como las manos pueden acariciar y hacer sentir bien al otro, nuestras manos también pueden cambiar el rumbo de lo que comemos.

Que tu comida sea una semilla que germine dentro de quien la tome y que de ella brote consciencia, salud y felicidad.

Cada uno es único, es un mundo, y tenemos que comer lo que necesitamos en cada etapa de la vida. Pero no nos engañemos, abramos los ojos y comamos realmente lo que necesitemos.

No quiero entrar en detalles, tampoco quiero hablar como si fuera un médico, ya que soy un cocinero y sólo cuento con mi experiencia.

Al manipular alimentos y ver la comida como medicina siento que tengo una responsabilidad en la nutrición, en la economía y en la política. Todos los cocineros, las madres, los padres, las religiones, los empresarios, los economistas, los jueces, los políticos, los medios de comunicación, las escuelas, los médicos, etcétera, tienen responsabilidades en lo que respecta a la nutrición. Y la nutrición influye directamente en la cultura, la economía y la política.

La vida coloca ante ti experiencias para que aprendas de ellas, y este libro es una experiencia que te pone la vida. Tenemos que educarnos y educar con conciencia. Dice mi madre que las palabras nos educan, y llenar el vocabulario de todos los ámbitos de nuestra vida con palabras sabias y con amor es la clave.

Todos tenemos un propósito en la vida y ese propósito hay que manifestarlo. Siempre tenemos algo para dar al otro. Nadie ha venido a este planeta a no hacer nada. Así que, arriba, no seamos vagos. Hay mucho trabajo por hacer.

Cada animal, cada planta, tienen una función, ¿cuál es la nuestra? Tenemos que dirigirnos hacia una dirección con respeto y sin necesidad de hacer mal al otro.

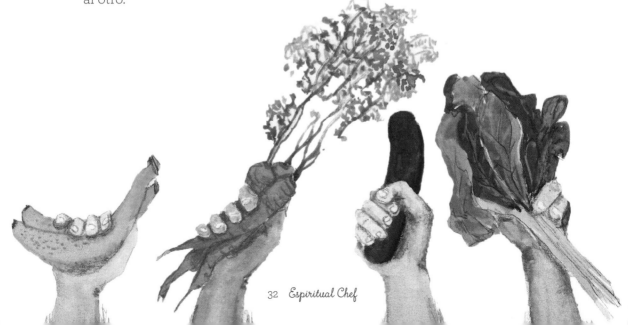

Todo es más simple de lo que creemos. Nuestros ancestros ya lo sabían. Trabajando en comunidad será más fácil y aportará más felicidad. Un mundo de paz es posible.

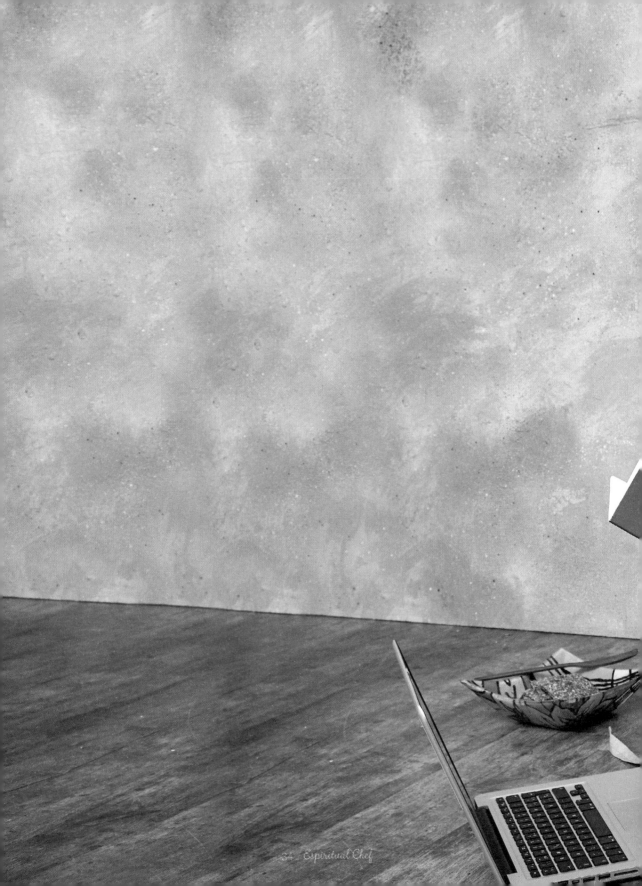

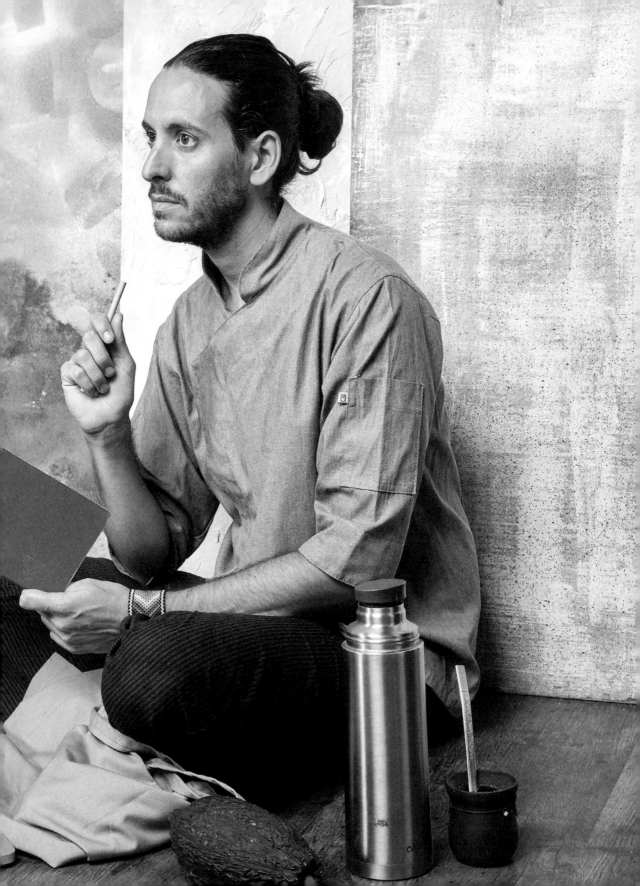

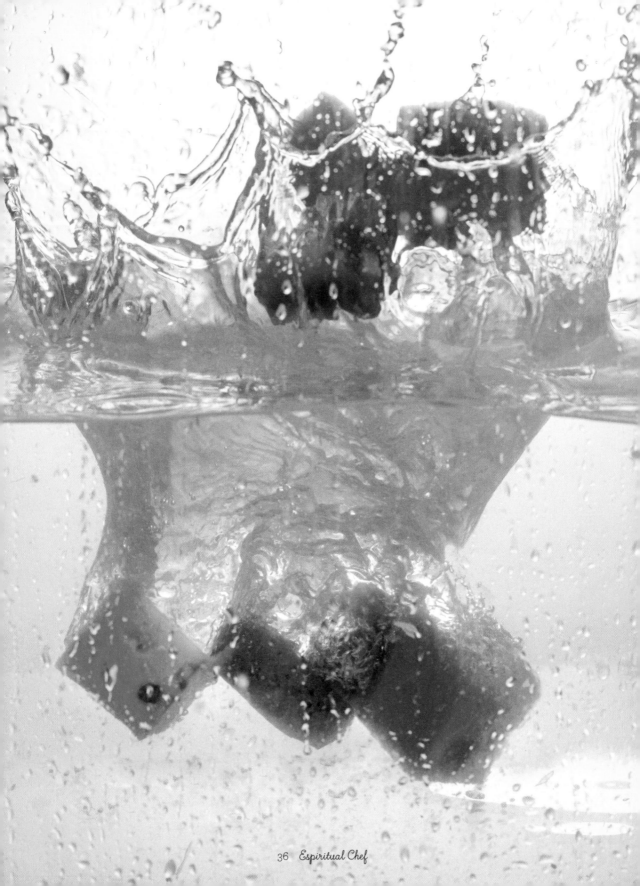

¿Qué propongo?

Como cocinero, y desde mi experiencia, propongo que aumentemos el tamaño de la ensalada en nuestros platos incluyendo hojas verdes, frutas, verduras, semillas, granos, legumbres, hortalizas, algas, especias, flores y setas.

Participemos de la agricultura local, artesanal y ecológica y apoyémosla. Ampliemos nuestras redes y conocimientos, unámonos en cooperativas de consumo, aprendamos a plantar nuestros alimentos. Adoptemos buenos hábitos en nuestra dieta y vayamos, paso a paso, acercándonos hacia una alimentación más fresca y viva. Hagámonos amigos de los principios y de las técnicas del *Raw Food*.

¿Qué es el *Raw food*?

Es una dieta, un estilo de vida, una tendencia culinaria y una medicina que ya desde hace mucho tiempo viene siendo difundida por médicos, nutricionistas, cocineros y aficionados de diversas profesiones.

Traducida al castellano, esta expresión quiere decir «comida cruda». A mí no me gusta llamarla así, pues la primera impresión, si no conoces de qué se trata, genera una especie de rechazo. «Crudo» es sinónimo de que no está hecho o de que «le falta», de que no está listo para que se pueda comer. Por eso, yo prefiero nombrarla «comida crudivegana», o mejor aún, «comida viva» o «alimentación viva», ya que «viva», es sinónimo de que te da vida y ésta es una de las grandes verdades de esta dieta.

El principio básico de la alimentación viva es el de comer todos los alimentos vegetales en su estado más óptimo, tal y como nos los da la naturaleza. Es decir, sin cocinar, ni someterlos a altas temperaturas. En algunos casos no se pueden comer los alimentos tal cual, pero existen procesos naturales que nos ayudan a obtener los nutrientes y la vida de los alimentos. Por ejemplo, la germinación de semillas (p. 101). Gracias al agua y a ciertas condiciones medioambientales, la semilla despierta y puedes comerla absorbiendo así sus nutrientes. También existen procesos de conservación como la deshidratación (p. 153), que consiste en someter los alimentos a aire caliente a una temperatura de no más de 45° durante horas o días para lograr así secarlos por completo y conservar de este modo gran parte de sus propiedades durante mucho tiempo.

La alimentación viva te aporta, según diversos profesionales y según mi propia experiencia, un potencial de enzimas, las cuales son portadoras de energía. Si comes de esta manera necesitas dormir menos. Rindes más. También equilibra el pH de la sangre, ya que el mayor porcentaje de alimentos que se emplean son alcalinos. Previene, detiene y en algunos casos hasta cura enfermedades gracias a su gran poder regenerativo. Obtienes proteínas, todos los minerales, vitaminas, aceites esenciales. Incrementas la creatividad y la concentración. Te rejuvenece y te hace conectarte con tu esencia espiritual. También te sensibilizas con los animales y ellos contigo.

Los alimentos nos aportan colores, que también nos nutren. Esencialmente, a largo o incluso para algunos a corto plazo, la alimentación viva hace que nuestra digestión tenga una absorción más fluida y, por lo tanto, que no necesitemos mucha energía para digerir el alimento. El resultado es que nuestro organismo dispone de más energía para emplearla en otros aspectos. En definitiva, te armoniza contigo mismo y con la naturaleza. También tengo que resaltar que no contiene gluten, lácteos, ni azúcar, así como ningún derivado de los animales.

Recomiendo ir paso a paso, ya que sobre todo al principio, dependiendo de la alimentación que hayamos llevado hasta el momento, puede que nuestro organismo no sepa qué hacer con la potencia de los alimentos vivos, e incluso podamos pensar que nos está perjudicando. Sin embargo, esto se debe a las carencias de la dieta convencional moderna, que ha debilitado nuestro organismo. Ante todo, adquiramos una postura alejada de juicios previos. Cada uno está en el lugar que está, y hay que respetarse. Si lo necesitas, también te recomiendo que pidas asesoramiento a un profesional que esté familiarizado con este tipo de nutrición.

Por cierto, una aclaración: en ningún momento estoy diciendo que no empleemos el fuego, al contrario, el fuego puede ser un gran elemento transformador de alimentos con la capacidad de crear alquimias medicinales. Así pues, hoy por hoy, mi dieta se basa en alimentos vivos en un gran porcentaje, pero también incorporo infusiones, sopas, cereales u otros alimentos cocinados cuando lo necesito o deseo. ¡No tengo reglas y soy libre! Eso sí, a los animales los dejo tranquilos, ya está, ya han soportado suficiente con la gran industria alimentaria. Desde mi punto de vista, ellos se merecen tener paz y hoy no es necesario comerlos.

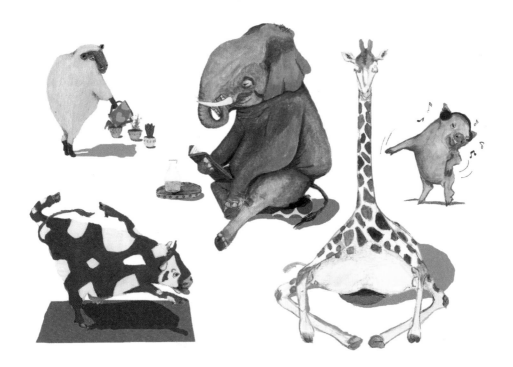

Hablemos un poco más en profundidad ahora de las carencias de la dieta convencional moderna. Una dieta carente y deficitaria es aquella en la que se consumen alimentos muy procesados, refinados, bebidas azucaradas, alimentos expuestos a insecticidas y pesticidas, etc. También es la que incluye en exceso la ingesta de animales y la falta de vegetales, y por otro lado, la falta de alimentos frescos. De modo que si estás comiendo mucha carne, te recomiendo que reduzcas su consumo y que aumentes la ingesta de vegetales. Por otro lado, si estás comiendo muchos platos cocinados, incrementa el consumo de comida viva, fresca.

Otro mal hábito que no está relacionado con la comida pero que influye mucho en nuestro equilibrio holístico y en nuestro bienestar es la falta de ejercicio. Oxigenar el organismo es clave para estar sano y prevenir enfermedades. Te animo a buscar algún deporte o actividad como el yoga, la danza, la natación o el pilates, cualquier cosa que te guste para que pongas a mover tu cuerpo. Lo que sea. Y el sol, alimento esencial y fuente insustituible de vitamina D. No nos privemos de tomar baños de sol en las horas recomendables. Cuando sentimos su calor, el sol nos está tocando, y al tocarnos, nos nutre. También nos nutre el contacto directo en nuestros pies con la tierra o con la arena del mar. Respirar aire limpio, bañarse en aguas de mar, ríos, lagos. El agua nos limpia, nos purifica, nos renueva, nos sana tanto externa como internamente.

Cuidemos de nuestro cuerpo, es nuestro templo y nuestro vehículo. Démosle lo que necesita.

Y volviendo de nuevo a la comida, tal y como he mencionado anteriormente, la alimentación viva es una tendencia culinaria, y ésta es mi pasión y mi punto fuerte. A continuación voy a mostraros las técnicas de la alimentación viva para que queden muy claras. Con ellas prepararemos recetas y abriremos un abanico de posibilidades para crear muchas variantes.

Para que entendáis la esencia de la alimentación viva os presento a continuación la primera receta del libro. Esta receta es la más antigua de todas las recetas que existen y que de antemano es la que más aconsejo.

INGREDIENTES

Tu cuerpo
y la naturaleza

PROCEDIMIENTO

Te hayas tú solo o sola por
la naturaleza y te encuentras
un naranjo repleto de naranjas en su
punto de maduración, recolectas una,
la observas, la hueles, la tocas, la pelas,
te la comes y la saboreas.
Ya está, fin de la receta.

Como conclusión podemos decir que la comida viva no es una moda y que
nunca va a dejar de existir, sino al contrario, es una realidad que se remonta
a nuestros orígenes como seres humanos y que todos, absolutamente todos,
comemos comida viva.

¿Queréis otras recetas? Un mango, un aguacate, una chirimoya, aceitunas,
una pera, una manzana, una mandarina, una zanahoria, etc. Todo ello comerlo
tal y como la naturaleza nos lo da. Éste es el origen y ésta es la receta óptima.
¡No hacen falta ni mesa ni utensilios ni un cocinero para comer!

Bien, pero ¿y si vamos un poco más allá y seguimos deleitando nuestro
paladar echando mano de nuestra creatividad y a partir de esta receta usa-
mos procesos y técnicas naturales, combinamos los alimentos y le damos
otras formas? Darles formas es la clave, de eso se trata.

Por ejemplo, una zanahoria la podemos comer tal cual. Pero también la podemos pelar, rallar y cortar de diferentes maneras, de modo que obtendremos la misma zanahoria de otra forma. Y si la condimentamos con lo que queramos, por ejemplo ajo, aceite de oliva y sal, obtendremos una ensalada de zanahoria al ajillo. Y si todo eso lo colocamos en un vaso de una batidora y lo trituramos de forma que quede bien cremoso, esa ensalada pasará a tener forma de paté de zanahoria al ajillo. Y si le añadimos semillas de lino y lo deshidratamos obtendremos una galleta de zanahoria al ajillo. O si al paté le añadimos más agua, se convertirá en una sopa. Así de simple. Entonces, vamos allá, continúa estas páginas y entra en mi mundo.

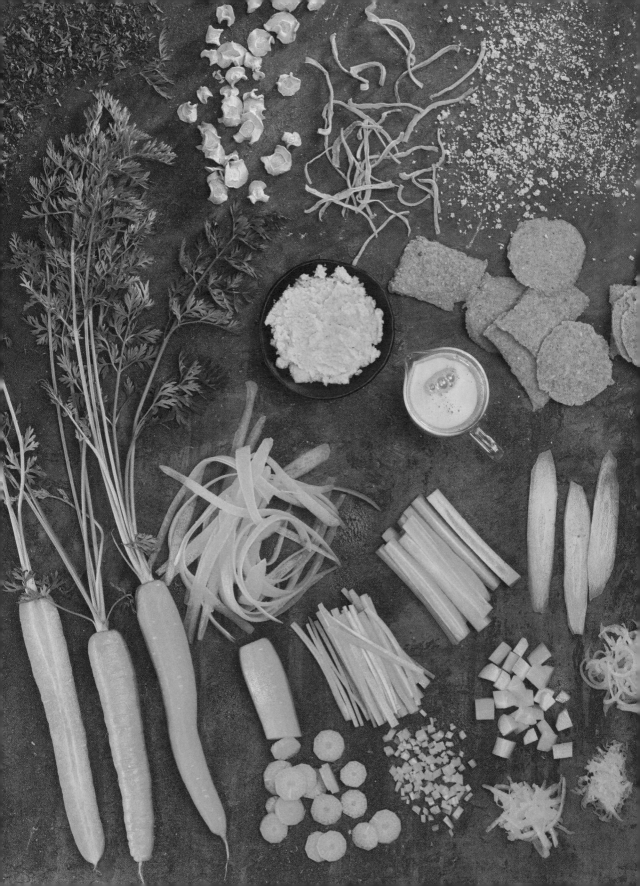

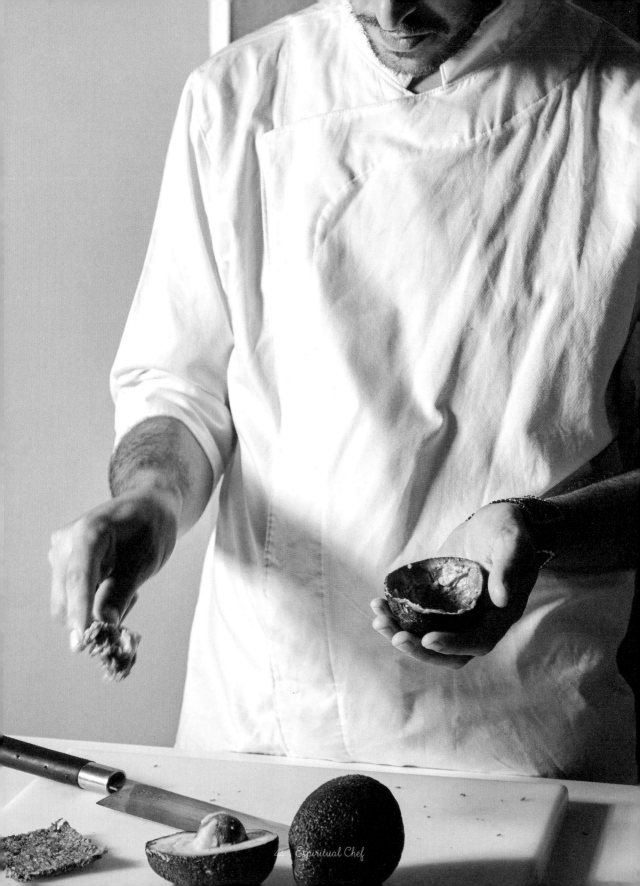

Manos a la masa. ¿Qué necesitamos?

Principalmente compromiso y dedicación. Sin ellos no podremos hacer funcionar una nueva propuesta. En algunos casos también hará falta paciencia, pues no esperes que todo en la cocina sea perfecto. A veces equivocarse es parte del aprendizaje. Y, por encima de todo, necesitamos que pongas amor en lo que haces. ¡Disfruta!, cocinar es un juego que te lleva al presente.

Entonces, vamos allá. Algo muy importante es la organización. Para eso tienes que organizar tu cocina con los suficientes estantes y espacios para colocar los ingredientes de una manera ordenada y para que estén a mano, ya que si tenemos todo amontonado puede ser que nos olvidemos de que existe tal o cual ingrediente. Da igual que nuestra cocina sea grande o pequeña, todo es posible. Con ingenio podemos conseguir un buen orden. Digo esto porque generalmente en esta propuesta nutricional, aparte de una gran gama de ingredientes frescos, contaremos con muchos ingredientes secos. Para conservarlos en buenas condiciones emplearemos frascos de cristal, tuppers, latas, etc.

Te invito a que saques de tu cocina los alimentos que sabes que no te hacen bien. Si no quieres comerlos, no los tengas al alcance, ya que si los tienes, tu cerebro te llevará a ellos cuando menos te lo esperes. Es algo automático. Me refiero a alimentos a los que tienes adicción, a los súperprocesados, a las frituras, a los que contienen granos refinados, azúcar refinado, edulcorantes sintéticos, realzadores del sabor, conservantes, etc. Y, por supuesto, todos aquellos paquetes brillantes, de colores con caritas divertidas que sirviéndose del marketing te incitan a que los comas.

Ten en cuenta que la cocina es un espacio sagrado, uno de los espacios más alquímicos que hay y éste tiene que estar tan cuidado como tu cuerpo. A fin de cuentas, también este espacio cuida de tu cuerpo. La limpieza es un tema fundamental. Es un agrado tener la cocina limpia antes, durante y después de preparar tus comidas. Utiliza productos de limpieza que no contengan tóxicos. La mayoría de los detergentes de los supermercados los produce la industria petroquímica y son una gran fuente de deterioro tanto del aire exterior como del interior, y no sólo penetran a través del aparato respiratorio, sino también a través de nuestra piel. Hoy ya existen muchas opciones más naturales, y si no las encuentras, pide a las tiendas que las tengan. Otra opción es preparar tus propios productos de limpieza. Existen los vinagres, el bicarbonato de sodio, la esencia de árbol de té, la sal, el limón y más alternativas. En Internet encontrarás muchas ideas y consejos. Esta cuestión afecta también a la higiene de nuestro cuerpo: champús, jabones, dentífricos. Estemos atentos a lo que nos ponemos en el cuerpo. La piel es el órgano más grande que tenemos y el más expuesto.

Los desperdicios generados en nuestra cocina recomiendo reciclarlos. Si puedes hacerlo tú mismo, genial. Hoy ya existe en muchas ciudades un servicio de reciclaje muy bien organizado donde puedes tirar por separado papel-cartón, plástico-latas, cristales y el desecho orgánico. Si no cuentas con este servicio, te aconsejo que separes bien en casa, que investigues dónde hay plantas de reciclaje para desperdicios y que los lleves allí. ¡Hasta existen proyectos de construcción de casas hechas con basura! Busca en Internet, te sorprenderá.

Es muy importante asegurarnos de que lo que tiramos vaya a parar a algún lugar donde pueda ser reciclado, compostado, quemado, fundido, etc. Si lo tiramos todo junto será complicado separarlo y seguramente termine flotando en el mar o en uno de los muchos vertederos que existen, y hay desperdicios que tardan mucho tiempo en desintegrarse. Evitemos que esto ocurra con nuestros desechos. Por cierto, en la comida viva el desperdicio es mucho menor, pues la gran mayoría de los desechos consiste en materia orgánica.

Si puedes, apúntate al compostaje, es el paso a seguir ideal para tus desperdicios orgánicos. Si vives en un entorno natural, estupendo, te será más fácil. Existen maneras de construir uno fácilmente, pero también puedes comprarlo. Con el compost obtendremos un gran alimento para la tierra de los huertos y los árboles; un ciclo sostenible.

Continuando con la cocina, algo fundamental es la calidad del agua que tomamos y con la que cocinamos. Si alguien me pregunta cuál es el ingrediente fundamental-principal de cada receta, respondo que el agua y el aire, por supuesto. Pues bien, el aire está ahí, siempre disponible, aunque en algunos lugares es más limpio y puro que en otros. El agua llega hasta nuestras casas como un privilegio, y como por arte de magia sale del grifo. Bueno, en realidad no es por arte de magia, sino gracias a la ingeniería, mediante la cual se crearon redes de drenaje, un sistema de tuberías que consigue que llegue el agua a nuestra casa y nos haga la vida más cómoda. Pero aún hoy hay muchos lugares a los que no llega el agua así como así. Eso significa que muchas personas deben desplazarse para ir a buscarla y disponer de ella. En algunos casos tienen que recorrer muchos kilómetros. En fin, si tienes agua del grifo, eres un privilegiado. Y si sale agua caliente, mucho más.

No obstante, respecto al agua hay algo importante que señalar, y es que, tal y como he indicado antes, su calidad es fundamental. Lamentablemente en muchas ciudades el sistema de tuberías es antiguo, lo que hace que el agua pueda contener algunos residuos, cloro, cal, metales pesados, etc. Si abrimos los ojos, veremos que eso tiene un efecto maligno a largo plazo en nuestra salud y que lo ideal es evitarlo en la medida de lo posible.

Hoy en día existen filtros específicos que podemos colocar directamente en el grifo si está al alcance de nuestras posibilidades. El agua proviene de los manantiales, los ríos, las montañas, la lluvia. Ésta es más pura, por tanto, la mejor. Puede que sea la misma que llega a nuestra casa, pero tras ser sometida a ciertos procesos. Una muy buena opción es desplazarnos a donde podamos encontrar este agua pura o crear un sistema de recolección de agua de lluvia. No obstante, también podemos optar por comprarla embotellada en cristal, aunque hay pocas opciones y en muchos casos es muy cara. En última instancia están las garrafas de plástico. Lamentablemente el agua de las garrafas contiene sustancias tóxicas que libera el propio plástico. Cuanto peor sea la calidad del plástico, peor será la calidad del agua. No quiero crear alarma, pero es una realidad. Obviamente podemos ingerir lo que sea. Veo cada día cómo se beben litros y litros de agua con alcoholes, colores sintéticos, azúcares, gases, etc. Pero volviendo al combustible que recibe el organismo, éste necesita calidad, y el agua es fundamental. Existe un estudio que me impactó a primera vista, fue el del ya fallecido japonés Masaru Emoto, quien demostró que el agua tiene memoria y registra las vibraciones de cualquier palabra, pensamiento, música, entorno o sustancia disuelta en ella. Lo descubrió mediante el fotografiado de los cristales que formaba el agua convertida en hielo. Esos cristales, según el estado del agua, creaban formas más hermosas si se exponían a una buena intención, por ejemplo, poniendo la palabra «**gracias**» en una etiqueta pegada en la botella que contenía el agua. Y, por el contrario, formaba unos cristales menos bellos si el agua estaba en una botella con una etiqueta que decía «**te odio**». Podemos encontrar muchos más ejemplos similares de este mismo autor.

De modo que eso es lo que podemos hacer, mimar el agua, exponerla al sol, agradecerle, colocarla en un buen recipiente que sea hermoso y pegarle o dibujarle algo bonito. También Masaru Emoto nos ha hecho reflexionar acerca de que cuando amamos a nuestros propios cuerpos, ellos responden. Cuando enviamos nuestro amor sintiéndonos unidos a la tierra, ella responde. Nuestro cuerpo está compuesto por un setenta por ciento de agua, igual que la superficie de la tierra. Así pues, si somos agua, cuidemos y tengamos conciencia de en qué pensamos o qué emociones transmitimos a nuestro cuerpo y a la tierra, porque responden.

Por otro lado, si pensamos en los aborígenes o incluso en nuestros ancestros, ellos tratan el agua como sagrada, le rezan y la respetan por encima de otras muchas cosas. Por lo tanto, pongamos al agua en el lugar que tiene que estar y concienciémonos del uso que le damos.

Si alguien
me pregunta cuál
es el ingrediente
fundamental,
principal de cada
receta, respondo
que el agua.

Utensilios y herramientas

Bien, ahora os contaré qué necesitamos concretamente para elaborar las recetas que veremos a continuación. No tenemos que salir corriendo a comprar todo ya, pero sí que estaría bien ir incluyendo poco a poco estos utensilios y herramientas en nuestra cocina.

En la cultura en la que vivimos las cocinas vienen ya, por defecto, con horno, fogones y en los últimos tiempos con microondas. Si tienes que hacer espacio en tu cocina, te recomiendo que para empezar te deshagas del microondas, pues éste, como indica su nombre, transmite ondas a la comida y te aseguro que no son precisamente «buenas ondas». Te animo a que lo averigües por ti mismo. En cuanto a la calidad de los utensilios y las herramientas, ten en cuenta que cuanta mayor calidad y resistencia tengan, mejor saldrán tus recetas.

Cuchillos

Si tuviera que elegir uno de entre todos los utensilios de cocina para llevarme a una isla deshabitada en mitad del océano, sin duda me quedaría con el cuchillo, pues éste es la extensión de mi brazo para cocinar. Con el cuchillo podemos cortar, recolectar, pelar, raspar, marcar, porcionar, descarozar e incluso podemos fabricar otros utensilios.

Recomiendo tener un buen cuchillo grande de chef de vegetales, un serrucho y un cuchillo pequeño, una puntilla. Los hay de diferentes calidades: por lo general son de acero y hay muchísimas opciones. Yo tengo debilidad por los japoneses y los alemanes. Existen también los de cerámica, que son bastante delicados, pero lo bueno que tienen es que facilitan que los alimentos no se oxiden tan rápido. Los hay también de titanio, pero su precio es muy elevado. Elige el que más te guste. Lo importante es que tengan un buen filo.

Espátulas

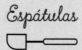

Las espátulas de silicona o de goma sirven para extraer de manera más fácil las preparaciones de los recipientes o máquinas y así aprovecharlas al máximo. Existen también otras espátulas de acero que se usan para untar las masas que vas a deshidratar o también para alisar y dejar bien bonito algún que otro dulce.

Batidora

Tiene que ser de vaso y bien potente. Cuanto más potente, más fina será la consistencia que se obtenga, incluso las fibras quedarán bien trituradas. Además cuanto más potente sea, más resistente será. Hay muchas marcas, sobre todo americanas. No obstante, si ya tienes una batidora convencional, empieza con ella. Y si el presupuesto no te alcanza, opta por una de potencia más baja. También puedes utilizar las batidoras de mano.

Robot de cocina - procesadora de alimentos

Es la primera máquina que me compré al iniciarme en estas técnicas. Con ella puedes rallar, cortar, triturar, hacer masas y mucho más. Se trata de un contenedor que por medio de una cuchilla en forma de «S» tritura y pica grandes cantidades. Además, cuenta con otras cuchillas diferentes para rallar y rebanar en distintas medidas.

Deshidratador

Indispensable para deshidratar. Yo utilizo un deshidratador eléctrico, ya que permite deshidratar en cualquier lugar y momento, independientemente de si es de día o de noche, de si llueve o hace sol. Se trata de una caja con bandejas y tapa no hermética que a través de un ventilador y una resistencia genera aire caliente, haciendo que los alimentos vayan secándose al desaparecer el agua en ellos. Se obtienen consistencias diversas, incluida la crocante. Hay varios tipos y marcas de deshidratadores en el mercado. Hay cuadrados y circulares. Son simples, cómodos y fácil de utilizar. Unos cuentan con hojas de teflón o de silicona para deshidratar consistencias liquidas; igualmente puedes utilizar papel de horno. No te aconsejo deshidratar en el horno, ya que las preparaciones quedarán distintas, pues un horno no hace la misma función, y además consumirás mucha energía. Igualmente algo obtendrás.

Ten en cuenta que lo que se necesita es aire caliente y un espacio ambiental adecuado. Yo he visto con mis propios ojos unos higos deshidratándose en el techo de una casa de Ibiza encima de la estructura de una cama recubierta de una tela mosquitera. En Internet puedes encontrar otras versiones de deshidratadores caseros. También puedes construirte uno solar, que sería lo ideal para estar más en consonancia con la naturaleza y para que los alimentos sigan absorbiendo la energía del sol mientras se secan.

Tablas

Ideal para cortar todos nuestros alimentos. Te recomiendo una grande y otra pequeña. Hay muchas en el mercado, si son de bambú, mejor. Ten en cuenta siempre que es importante no mezclar los sabores. Así que, si cortas cebollas, no cortes fresas sin haberla lavado antes.

Estameña o bolsa de tela para filtrar

Pueden estar hechas de nilón, algodón, cáñamo, etc. Las utilizamos para filtrar y separar la pulpa de las leches o la fibra de los zumos. También sirven para germinar y fermentar quesos. Las puedes comprar o hacer tú mismo con una máquina de coser. Si bien la bolsa es muy práctica e ideal por su forma, una alternativa es utilizar simplemente un trozo de tela.

Extractor de zumo y licuadora

Con el extractor podremos obtener todo el zumo de las hojas verdes en su totalidad, al igual que el de hortalizas, frutas, raíces.... También te permite obtener la pulpa y hacer otras recetas con ella. Además, tiene funciones para hacer texturas como patés y helados. La liquadora funciona más rápido pero el óxido que genera en los alimentos es mayor. Podrás hacer cualquier tipo de zumo, pero no podrás extraer todo el de las hojas verdes, ya que su precisión es menor.

Exprimidor

Un buen exprimidor siempre viene bien a la hora de extraer el zumo de los cítricos o de las granadas. Yo aconsejo uno manual, o uno eléctrico si planeas exprimir mucho. El limón lo utilizo frecuentemente en mis recetas y un zumo de pomelo con un poco de naranja es un néctar.

Medidores

Son básicos a la hora de crear y de hacer recetas. Recomiendo los clásicos medidores americanos que vienen con las medidas de tazas y de cucharas. Asimismo, hazte con una jarra grande medidora para líquidos. Y, por supuesto, con una buena báscula.

Coladores

A la hora de colar semillas, lavar hojas o fermentar quesos, resulta tremendamente útil tener varios coladores de diferentes tamaños: grandes, medianos y pequeños, y si son de acero inoxidable, mucho mejor.

Mandolina

Con ella podremos cortar fácil y rápidamente láminas finas y homogéneas de lo que queramos.

Espiralizador

Para cortar hortalizas y frutas en formas muy interesantes. Con él podrás transformar rápidamente una zanahoria en espaguetis, medias lunas o espirales.

Molinillo de café

Los hay eléctricos y manuales. Sirven para moler semillas y especias. Si no tienes molinillo puedes usar un buen mortero, aunque te llevará más tiempo.

Cucharas

Para que tengas en cuenta las equivalencias y cantidades que uso en las recetas, es importante que sepas que cuando escribo «cucharadas» me refiero a la cuchara de sopa que tiene 15 ml y con «cucharadita» me refiero a la cuchara de postre que tiene 5 ml.

Otros

Esterilla de sushi,
un buen pelador,
unas tijeras,
unas pinzas,
tarros de cristal de muchos tamaños,
molde para tartas desmoldable,
moldes cortantes pequeños,
palo de cocina para amasar,
moldes para bombones o tabletas para chocolate,
un rallador fino estilo microplane,
un rallador grande,
recipientes herméticos
y boles de diferentes tamaños.

Todas las técnicas que se describen en este libro tienen algo en común: tienen como finalidad obtener o conservar todos o gran parte de los nutrientes de los alimentos. Son técnicas simples que, con práctica, podemos muy bien incorporar en la creación de nuestros platos. Mediante su empleo, podremos transformar los alimentos y obtener asombrosas texturas y sabores frescos, muy nutritivos y, sobre todo, muy sabrosos.

Técnicas

Podremos transformar los alimentos mediante técnicas simples. Te mostraré diferentes cortes, la germinación de semillas en frascos de cristal y en tierra (p. 101); la extracción de zumo (recetas en p. 66); los fermentos, como el rejuvelac (p. 127); la deshidratación (p. 153) y otras técnicas.

Activación de frutos secos y semillas

El objetivo de la «activación» de frutos secos y semillas es despertar, activar, los nutrientes de los mismos para que sean más digestivos y, en algunos casos, para que desechen toxicidades, como inhibidores enzimáticos. A nivel culinario resulta interesante activarlos porque se ablandan y aumentan de tamaño. Una vez activados, los frutos secos o semillas se pueden comer tal cual. La activación consiste en remojarlos en agua por un tiempo, luego colarlos y finalmente enjuagarlos.

Observarás que en muchas recetas que contienen frutos secos o semillas emplearemos esta técnica, así que presta atención, ya que en algunos casos necesitarás remojar previamente semillas o frutos durante un tiempo que puede oscilar entre las tres horas y los tres días.

Maceración, marinado y encurtido

Otra sencilla técnica que utilizaremos es la maceración, que consiste en sumergir un alimento en un medio líquido (limón, aceites, siropes dulces, etc.) por un tiempo corto o largo con el fin de conservar el alimento, de que absorba el sabor de la salsa en la que se macera, o de que se ablande.

El marinado es una de las variantes, pero tiene el fin de condimentar y de que los alimentos absorban el sabor.

El encurtido consiste en guardar los alimentos en sal para que expulsen el líquido que contienen y como consecuencia se ablanden; en algunos casos se convierte en un fermento.

Ingredientes

Principalmente, a la hora de elegir cualquiera de los ingredientes, recomiendo que sean de cultivo propio, silvestre, ecológico, de permacultura o biodinámico. Cabe señalar que si participamos en estas tendencias, participamos en la paz y apostamos por nuestra salud, la de los que alimentamos y la del planeta.

Otros aspectos a tener en cuenta son el saber de dónde provienen los alimentos, quién los ha hecho y cuál es su punto de maduración. En el caso de los alimentos frescos lo ideal es que sean de estación y de proximidad y, a la hora de utilizarlos y según de donde provengan, asegurarnos de lavarlos bien previamente.

Debo puntualizar que las recetas que te presento aquí están hechas con ingredientes que están a mi alcance en España. Según el país en el que vivas puede ser que no encuentres alguno de ellos y que, en cambio, dispongas de muchos otros. Date el gusto de reemplazarlos y utiliza estas técnicas. Investiga.

En este libro, en total, utilizamos 115 ingredientes, pero la comida viva es una caja de sorpresas. Hay miles de frutos en el mundo. Si los clasificamos por categorías obtenemos aproximadamente la siguiente lista: frutas, verduras, hojas verdes, raíces, frutas secas, frutos secos, semillas, granos, setas, legumbres, algas, especias, hierbas, flores, superalimentos y otros procesados, como grasas, aceites, endulzantes naturales, fermentos, etc.

La sal que siempre utilizo es marina o de alguna montaña que antes fue mar. El tamari es una salsa tradicional japonesa a base de soja fermentada similar a la salsa de soja que, a diferencia de ésta, no contiene trigo, siendo así apta para celíacos. El tamari tiene las mismas características que la salsa de soja. Es negro, con sabor intenso y sirve también para salar las recetas. Si no consigues tamari, y no tienes problemas con el gluten, en estas recetas puedes usar salsa de soja. De igual manera, te recomiendo que leas la etiqueta para comprobar que no contenga edulcorantes o químicos.

Por lo que respecta al aceite de oliva, tiene que ser de primera presión en frío. Este aceite es un gran alimento, pero si no lo tienes al alcance, puedes reemplazarlo por otro aceite, como el de sésamo. Eso sí, evidentemente cambiará el sabor.

Asegúrate de que los frutos secos que compres sean crudos. En el mercado es fácil encontrarlos tostados, fritos, con sal, etc.

A veces, frutos dulces como los dátiles o las pasas contienen azúcares añadidos. Evítalos, tenemos que conseguirlos sin nada añadido; estos frutos ya son dulces por naturaleza. La cantidad de dátiles que utilices en tus recetas depende del tipo y el tamaño del dátil. Yo utilizo siempre el de rama. Si los que tienes son más grandes que el de rama, como el medjool, habría que agregar menos al plato.

Los superalimentos son ingredientes con un grado elevado de concentración de nutrientes. Habitualmente podemos adquirirlos en bruto o deshidratados. Entre ellos se incluyen: la espirulina, la maca, el cacao y sus derivados, las semillas de cáñamo, la lúcuma, la clorela, las bayas de goji, etc.

Las hierbas frescas aromáticas llenan de personalidad nuestros platos. Existen muchas variedades. Si las utilizamos frescas, tanto su aroma como sus propiedades medicinales se verán potenciados.

Existen muchas flores comestibles cuya belleza nos nutre sutil y delicadamente. Algunas tienen una corta vida, a no ser que se sequen. Te animo a investigar y conocer cuáles se pueden comer.

En cuanto a los endulzantes, en muchos casos he utilizado el sirope de agave, pues considero que se obtienen buenos resultados y es fácil de utilizar. Proviene del fruto de un cactus, el mismo del que se obtiene el tequila. Es un excelente jarabe líquido. Si no lo encuentras, usa el endulzante que tú prefieras. Existe el azúcar de coco y el de abedul, otros siropes como el de arce, el de savia y el de yacón; también puedes usar la estevia o la panela. Éstos son sólo algunos ejemplos. Otra alternativa son las pastas de frutos secos dulces como la del dátil, que se elabora remojando este fruto en agua y triturándolo. No obstante, ten en cuenta que cuanto más artificial o refinado sea el endulzante, más perjudicial será para la salud.

En cuanto a las algas, hay muchas variedades: espagueti de mar, kombu, dulse, nori, wakame, cochayuyo, agar-agar, musgo irlandés, etc. ¡Tenemos un bosque bajo el mar! Las algas son una fuente extraordinaria de minerales.

Por último voy a hablarte del aguacate, el fruto elegido para la portada. Este fruto es uno de mis favoritos. Es la mantequilla de la naturaleza. Es uno de los frutos que más he comido en estos últimos diez años, y existen cientos de variedades. El aguacate reduce el colesterol, combate la anemia, aporta flexibilidad, nutre tu piel por dentro, estimula la potencia sexual, rejuvenece, contiene fibra, muchísima proteína, vitamina E, omega 3, magnesio y potasio. Es aconsejable para los trastornos circulatorios y para las afecciones nerviosas y digestivas. Lo pueden comer personas de cualquier edad, incluso bebés. También se puede usar externamente para fortificar el cuero cabelludo, eliminar la caspa y frenar la caída del cabello. Se puede extraer su aceite y aplicarlo sobre la piel para aliviar picores y dolores reumáticos.

A su vez, la semilla o pepa tiene un sinfín de propiedades medicinales; las hojas del árbol se toman en infusión para aliviar los dolores menstruales, en casos de asma y bronquitis. Y también, aplicadas directamente calientes sobre la frente alivian el dolor de cabeza.

En fin, date cuenta de todas las propiedades que contiene un único fruto y, por lo tanto, un solo ingrediente de este libro. Imagina todos los demás ingredientes, no tendríamos páginas para detallarlos.

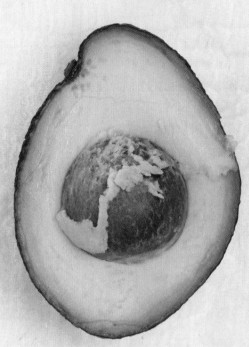
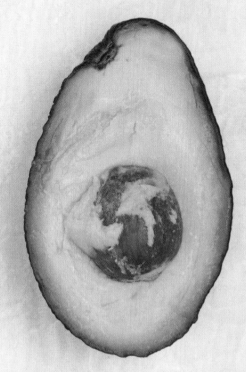

Toma un aguacate y cómelo tal cual,
con una cuchara, y disfrútalo.
Las culturas precolombinas lo adoraban. Yo también.
¡Arriba el aguacate!

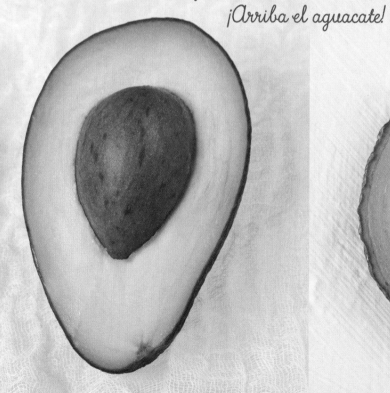
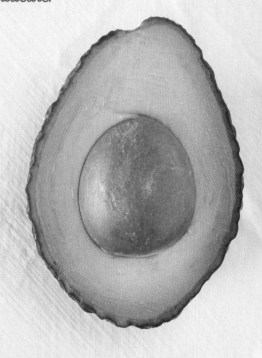

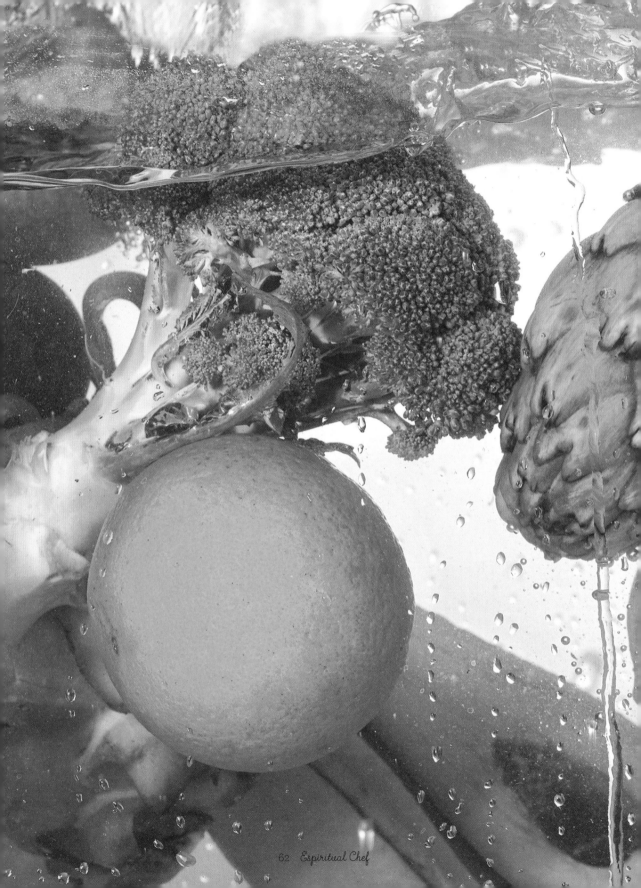

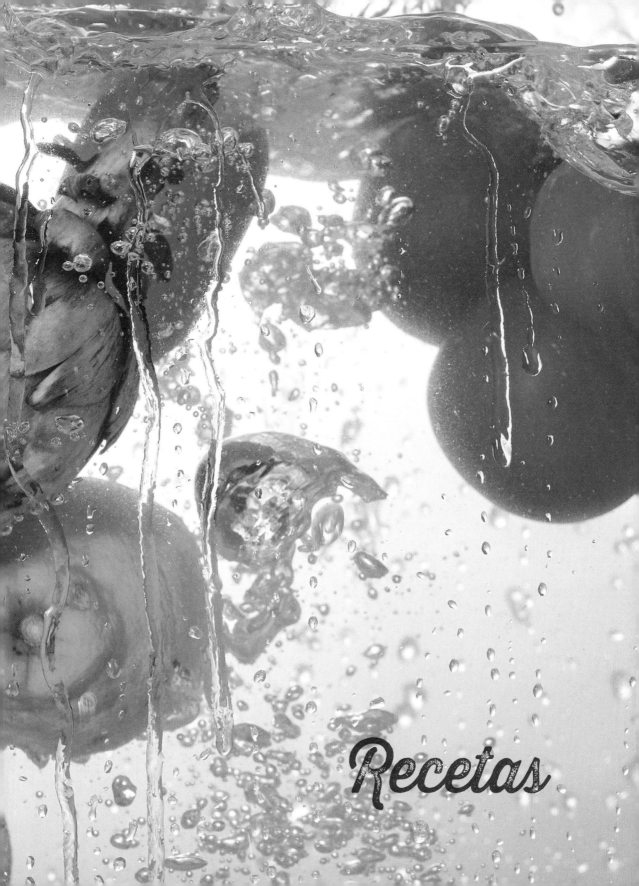

Recetas

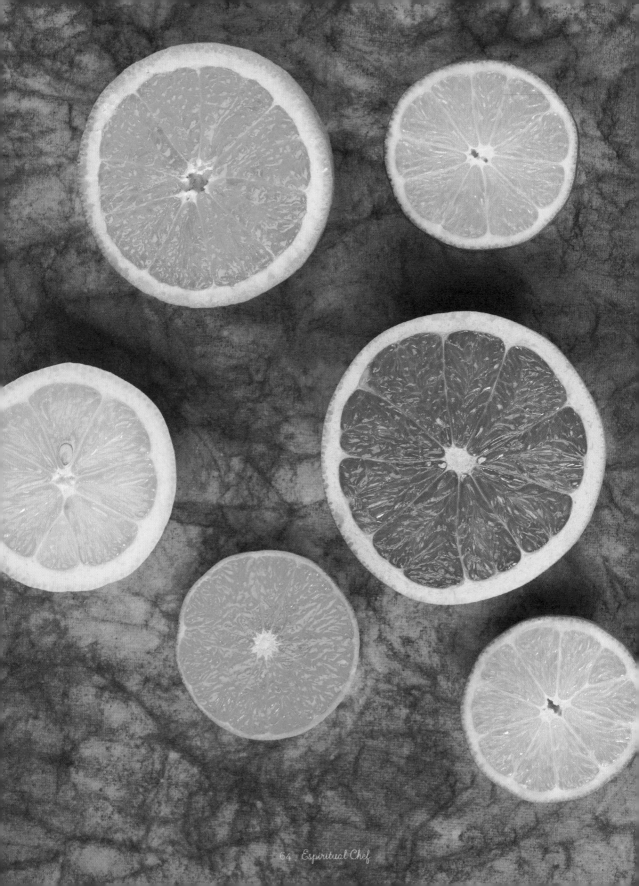

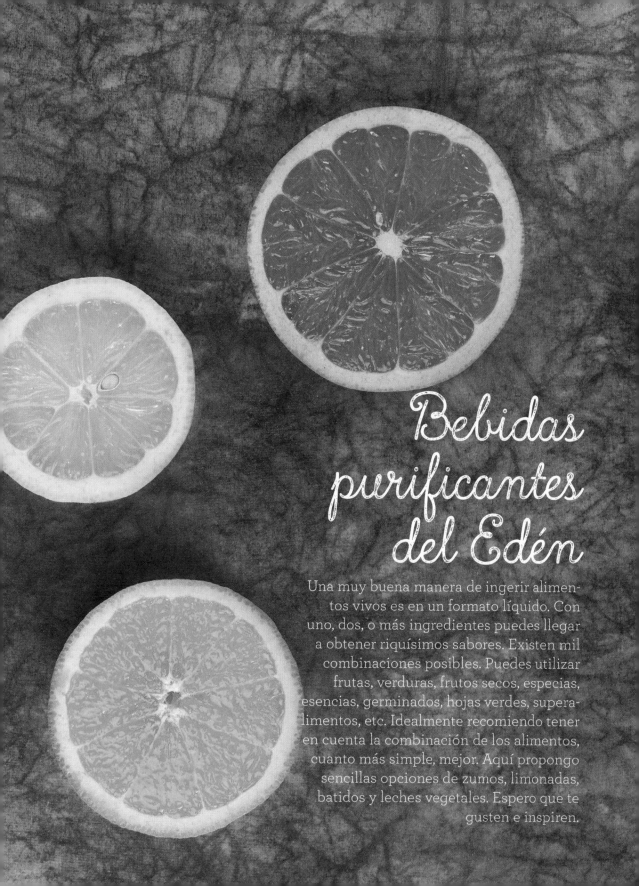

Bebidas purificantes del Edén

Una muy buena manera de ingerir alimentos vivos es en un formato líquido. Con uno, dos, o más ingredientes puedes llegar a obtener riquísimos sabores. Existen mil combinaciones posibles. Puedes utilizar frutas, verduras, frutos secos, especias, esencias, germinados, hojas verdes, superalimentos, etc. Idealmente recomiendo tener en cuenta la combinación de los alimentos, cuanto más simple, mejor. Aquí propongo sencillas opciones de zumos, limonadas, batidos y leches vegetales. Espero que te gusten e inspiren.

Zumos

Se trata de extraer el zumo de los vegetales, separándolos de su fibra. Hacer un zumo fresco y tomarlo al momento es lo más, la vibración que te da, su frescura y su color son únicos. Es común encontrar zumo de naranja en los bares y restaurantes, pero de otro tipo, no es nada fácil. El resto de zumos vienen en envases pasteurizados y en algunos casos con azúcares añadidos y otros ingredientes extraños.

No nos privemos del gran acontecimiento de tomar un zumo fresco. Se puede extraer el zumo de todo, desde una manzana hasta una raíz de apio. Existen diversas máquinas para extraerlo. Para los cítricos basta con un exprimidor, para el resto será necesario un extractor de zumo o una licuadora. Si no tienes ni el uno ni la otra puedes triturar todos los ingredientes y luego filtrarlos con una bolsa de tela o nilón. Así obtendrás también tu zumo. La pulpa puedes aprovecharla para otras recetas.

Remolacha contenta

Para 1 persona

INGREDIENTES

1 remolacha

1 manzana

2 zanahorias

un trocito de jengibre

PROCEDIMIENTO

Extrae el zumo de todos los ingredientes y sirve.

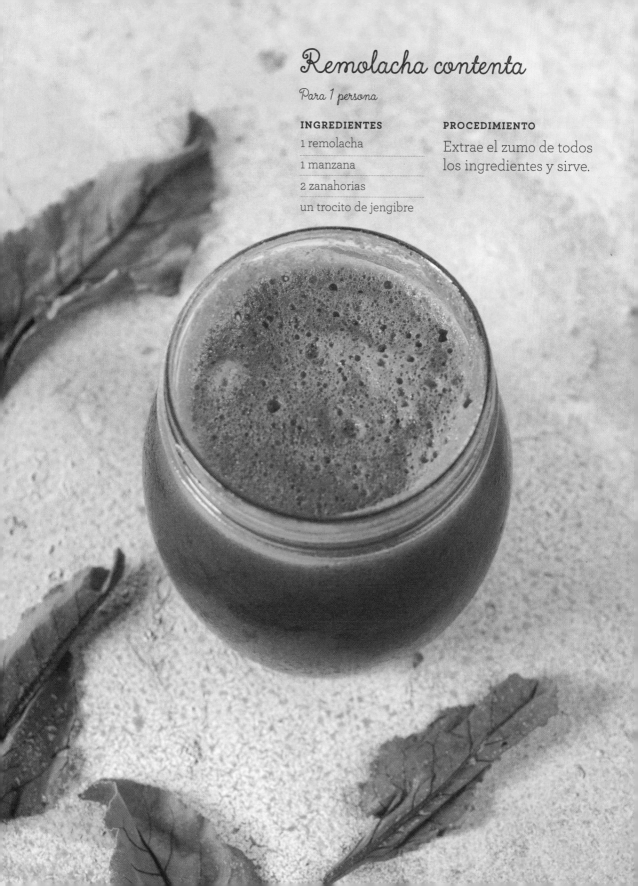

VERDE DEPURATIVO

Si tuviera que elegir un zumo, sería uno bien verde. Populares ya hoy en día por sus propiedades, el zumo verde tiene efectos beneficiosos directos. Si vamos a un huerto, a un bosque o a la selva, el color que predomina es el verde. Pues bien, este color es el que tenemos que incorporar a nuestros platos. Los zumos verdes son una forma excelente de hacerlo.

Para 1 persona

INGREDIENTES

2 ramas de apio

1 pepino

un puñado de espinacas
u otra hoja verde

unas hojas de menta fresca

un trocito de jengibre

zumo de medio limón

PROCEDIMIENTO

Extrae el zumo de todos los ingredientes menos el del limón, que lo agregarás justo antes de servir.

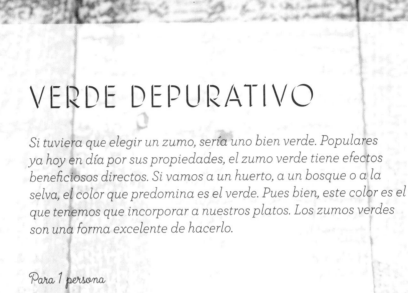

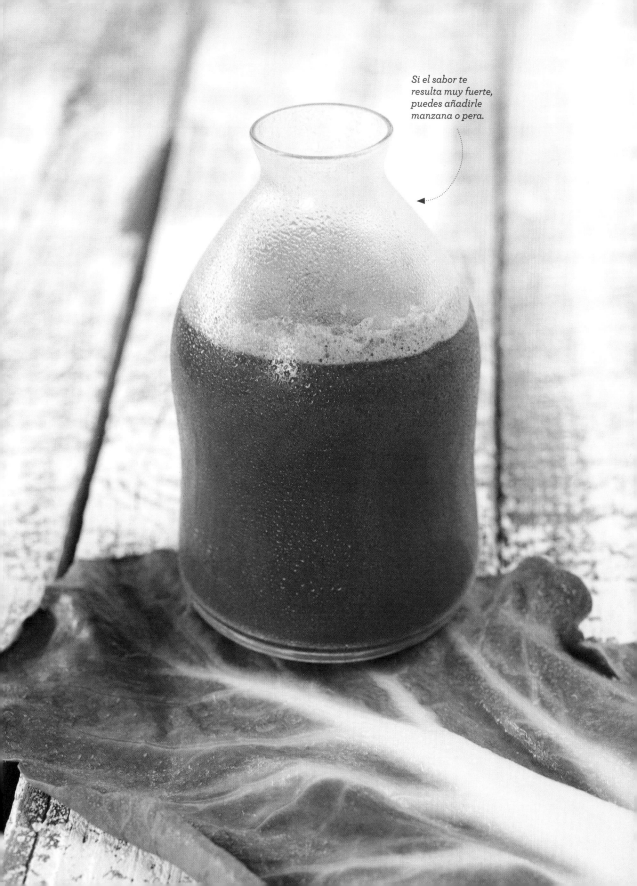

Si el sabor te resulta muy fuerte, puedes añadirle manzana o pera.

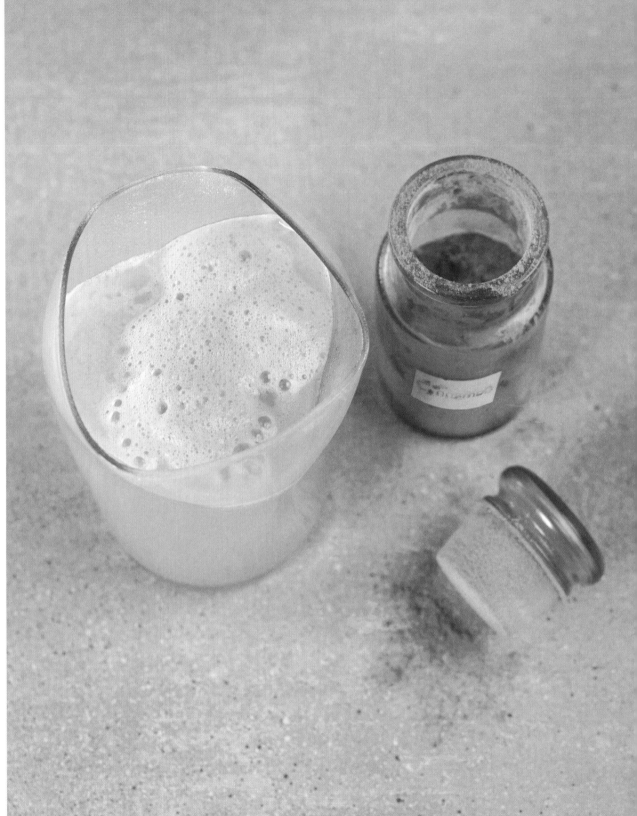

Manzana refrescante

Para 1 persona

INGREDIENTES

3 manzanas verdes

¼ de cucharadita de canela

zumo de un limón

unas hojas de menta fresca

PROCEDIMIENTO

Extrae el zumo de las manzanas y de la menta. Incorpora el zumo del limón y mezcla. Sirve en un vaso y espolvorea la canela por encima.

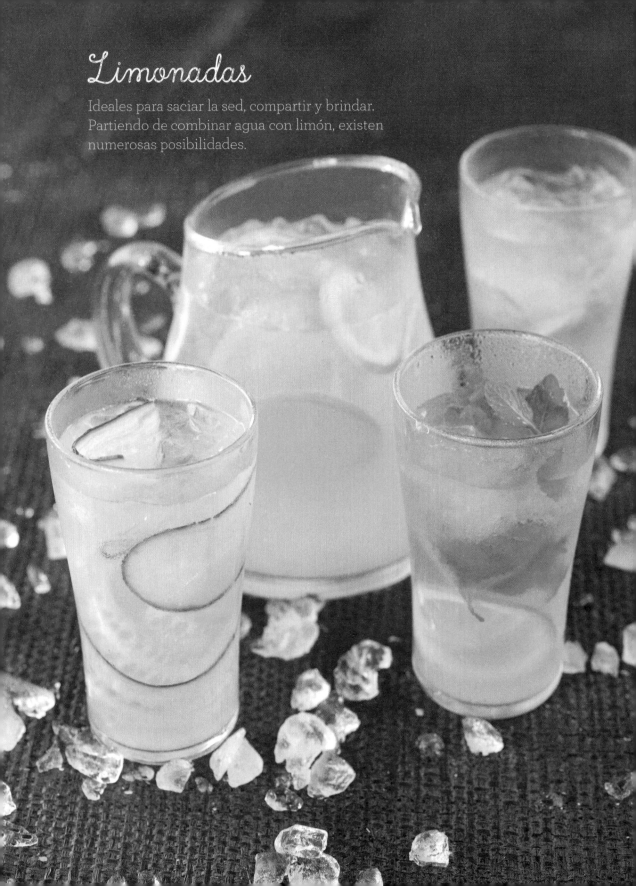

Limonadas

Ideales para saciar la sed, compartir y brindar.
Partiendo de combinar agua con limón, existen
numerosas posibilidades.

Si preparas con antelación las limonadas, es mejor que no les añadas el hielo y las mantengas en una botella en el frigorífico. Al servir, tritúralas con el hielo. Estas limonadas se conservan de dos a tres días.

Te quiero con menta

Para 4 personas

INGREDIENTES

un puñado de hojas de menta

60 ml de zumo de limón

60 ml de sirope de agave u otro dulce

700 ml de agua

4 cubitos de hielo

PROCEDIMIENTO

Pon en una jarra todos los ingredientes, mézclalos bien y ya tienes tu limonada lista para tomar.

Jengibre y aloe intenso

Para 4 personas

INGREDIENTES

30 g de jengibre

una hoja de aloe vera

60 ml de zumo de limón

60 ml de sirope de agave u otro dulce

700 ml de agua

4 cubitos de hielo

PROCEDIMIENTO

Extrae la pulpa del aloe, tritúrala bien, mézclala con todos los ingredientes y sirve.

Pepino veraniego

Para 4 personas

INGREDIENTES

1 pepino

60 ml de zumo de limón

60 ml de sirope de agave u otro dulce

600 ml de agua

4 cubitos de hielo

PROCEDIMIENTO

Pela el pepino, córtalo bien fino, mézclalo con el resto de los ingredientes y sirve.

El sirope de agave proviene del fruto de un cactus, el mismo del que se obtiene el tequila. Es un excelente jarabe líquido que puedes utilizar para endulzar. Si no lo encuentras, usa el endulzante que tú prefieras. Ten en cuenta que cuanto más artificial o refinado sea, más perjudicial será para la salud.

BATIDOS

Otra opción para ingerir líquidos son los batidos, los cuales, a diferencia de los zumos, contienen la fibra. Para hacer un batido, sólo tenemos que triturar los vegetales añadiendo un medio líquido, que puede ser agua, zumo de alguna fruta o alguna leche vegetal.

Podemos enriquecer aún más nuestros batidos agregando una cucharada de algún superalimento.

ROJO PASIÓN

Para 1 persona

INGREDIENTES

zumo de un pomelo

100 g de fresas

ralladura de la piel de media naranja

1 cucharada de azúcar de coco

PROCEDIMIENTO

Tritura bien todos los ingredientes y sirve.

El azúcar de coco no es cruda, pero es pura.
Es una verdadera revolución en los endulzantes, ya que su índice glucémico es muy bajo. Se extrae del néctar de las flores de la palmera cocotera. Su consistencia es similar a la del azúcar moreno. Puedes emplearla tanto para hacer más dulce tu café o té, como para cualquier tipo de receta.

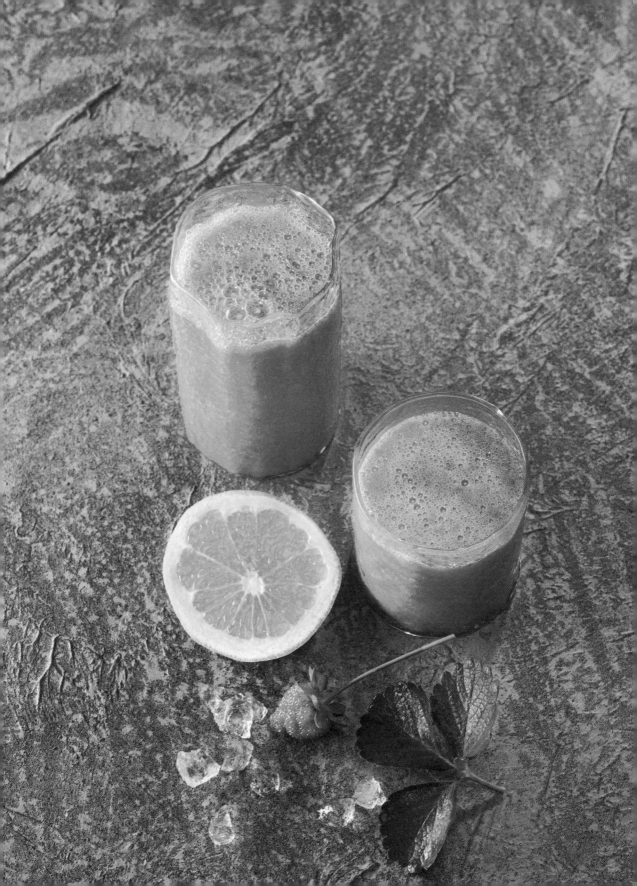

Piña colada andina

Para 1 persona

INGREDIENTES

150 g de piña

½ cucharadita de maca en polvo

1 cucharada de coco rallado

4 dátiles

100 ml de leche de almendras
(ver receta en p. 82)

PROCEDIMIENTO

Tritura bien todos los ingredientes
y sirve.

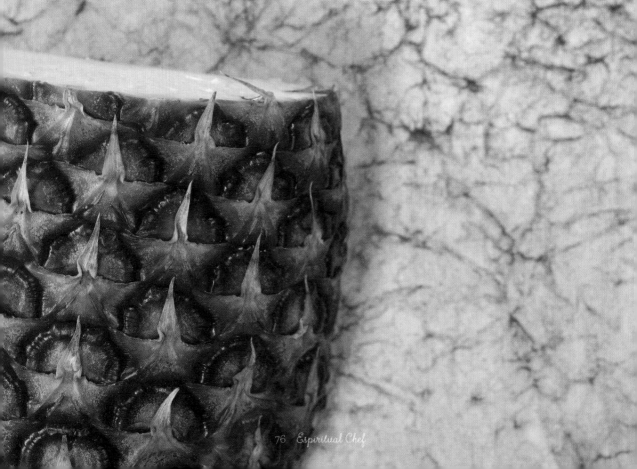

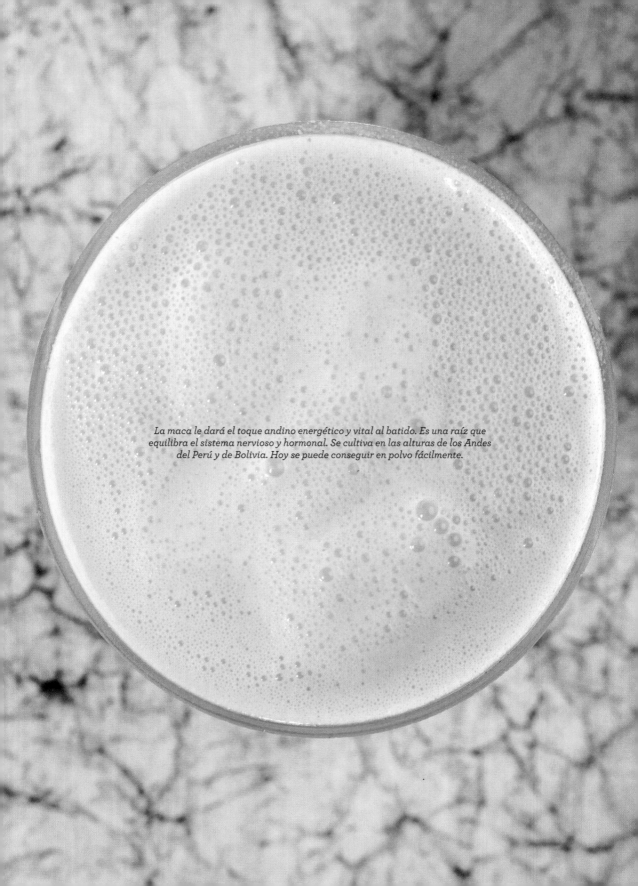

La maca le dará el toque andino energético y vital al batido. Es una raíz que equilibra el sistema nervioso y hormonal. Se cultiva en las alturas de los Andes del Perú y de Bolivia. Hoy se puede conseguir en polvo fácilmente.

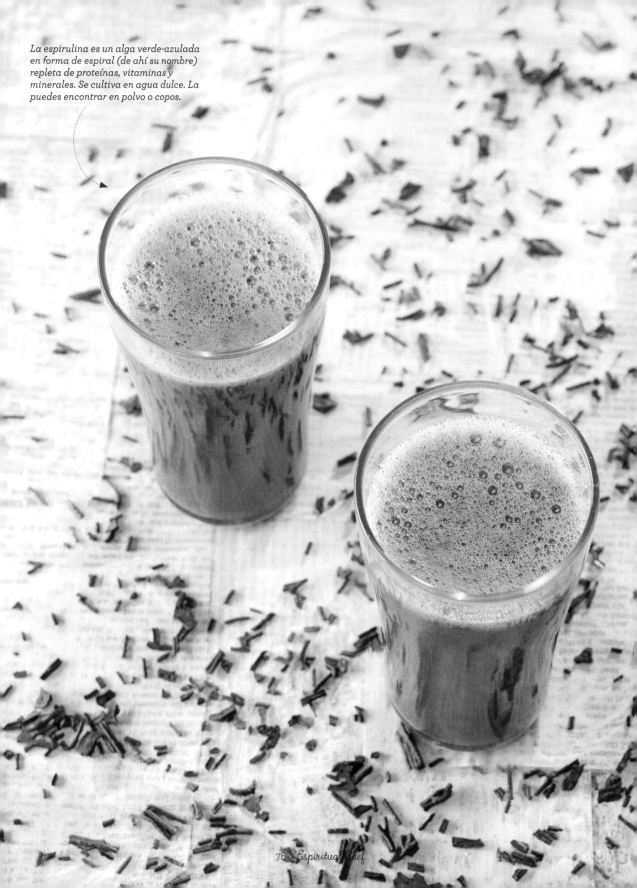

La espirulina es un alga verde-azulada en forma de espiral (de ahí su nombre) repleta de proteínas, vitaminas y minerales. Se cultiva en agua dulce. La puedes encontrar en polvo o copos.

Naranja verde afrodisíaca

Para 1 persona

INGREDIENTES

zumo de tres naranjas

½ cucharadita de espirulina en polvo

¼ de cucharadita de vainilla en polvo

PROCEDIMIENTO

Tritura bien todos los ingredientes y sirve.

Si no tienes vainilla en polvo puedes usar un poquito de la misma vaina o una gotita de esencia. No es fácil encontrar esencias buenas. Lee bien los ingredientes; hay muchos que son artificiales y contienen colorantes y azúcar. ¿Sabías que la vainilla proviene de una orquídea trepadora?

LECHES VEGETALES CON VIDA

Las llamamos leches pero en realidad son bebidas a base de frutos secos. También las podemos llamar horchatas, pues si nos ceñimos a la técnica que describiremos más adelante, es exactamente la misma que la que se emplea para elaborar las horchatas tradicionales de chufa que se toman en España.

Leche es la que viene de las madres o de las madres de los animales mamíferos. La única leche que tenemos que tomar cuando somos bebés, es la de nuestra madre. Una vez que acaba esa fase, tenemos que pasar a tomar otros alimentos y no seguir tomando leche de otro animal. Por otro lado, si optamos por consumir leche de otros animales, es importante saber que la mayor parte de la leche que encontramos hoy en día tiene poco que ver con la que tomaban nuestros abuelos hace cien años. Teniendo en cuenta todos los procesos de pasteurización a los que se las somete, las hormonas y demás químicos y sustancias que se les añaden, y el trato realmente abusivo que sufren las vacas, no es de extrañar que resulten nocivas para nuestro organismo.

Cada vez hay más casos de personas con alergia a las leches que provienen de animales, o sea, a la lactosa.

Yo propongo
que si se desea seguir
tomando leche, es mejor
que optemos por
versiones vegetales.
A continuación os
presento la receta base.
A partir de ella,
podemos hacer
muchas más.

Diferentes variedades de leches:
sésamo, pipas de girasol y
calabaza, nueces, trigo sarraceno,
cáñamo, avellanas, chufa.

Almendra natural

Para 1 persona

INGREDIENTES

200 g de almendras
(remojadas previamente
en agua 8 h)

1 litro de agua.

PROCEDIMIENTO

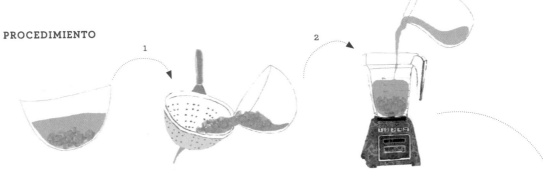

Una vez remojadas las almendras, cuélalas, lávalas y tritúralas agregando el
agua poco a poco.

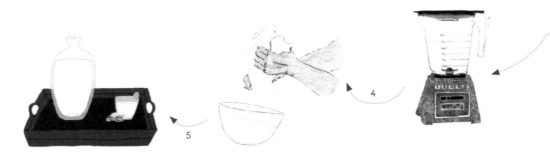

Pasa la mezcla obtenida por una estameña, bolsa de tela o una tela bien
fina (algodón, lino o nilón, sin tintas). Estrújala, ordeña hasta la última gota.
Ya tienes una leche de almendras lista para tomar. Con la pulpa puedes
realizar otras recetas, o bien deshidratarla y obtener harina con la que, de
nuevo, crear más recetas.

Con la pulpa puedes hacer
un paté o un dulce, o puedes
deshidratarla y hacer harina.

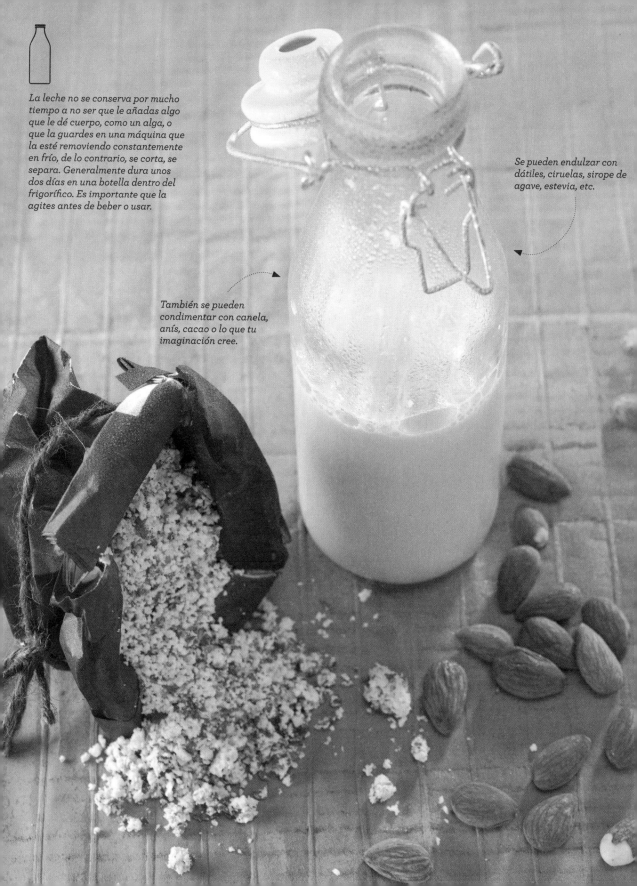

La leche no se conserva por mucho tiempo a no ser que le añadas algo que le dé cuerpo, como un alga, o que la guardes en una máquina que la esté removiendo constantemente en frío, de lo contrario, se corta, se separa. Generalmente dura unos dos días en una botella dentro del frigorífico. Es importante que la agites antes de beber o usar.

Se pueden endulzar con dátiles, ciruelas, sirope de agave, estevia, etc.

También se pueden condimentar con canela, anís, cacao o lo que tu imaginación cree.

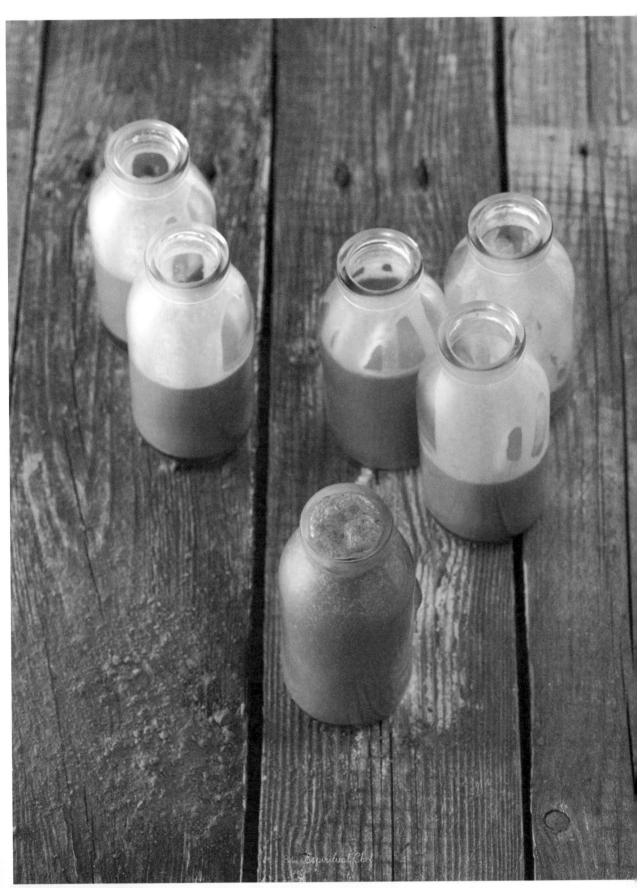

CHOCO SHAKE

Para 2 personas

INGREDIENTES

500 ml de leche de almendras
(ver receta en p. 82)

1 plátano

4 cucharaditas de cacao o
algarroba en polvo

6 dátiles u otro dulce

PROCEDIMIENTO

Tritura bien todos los
ingredientes, pon a
enfriar y sirve.

Limonada cremosa

Para 2 personas

INGREDIENTES

500 ml de leche de avellanas *(ver procedimiento en p. 82)*

zumo de un limón

un puñado de hojas de menta

2 gotitas de concentrado de estevia o de otro dulce

10 g de semillas de chía

PROCEDIMIENTO

Coloca en un cuenco las semillas de chía y cúbrelas con agua el doble de su volumen. Remuévelas bien y déjalas unos 15 minutos en remojo. Las semillas absorberán el agua y se transformarán en una sustancia gelatinosa, que será la encargada de dar cuerpo a la limonada. Tritura bien todos los ingredientes, pon a enfriar y sirve.

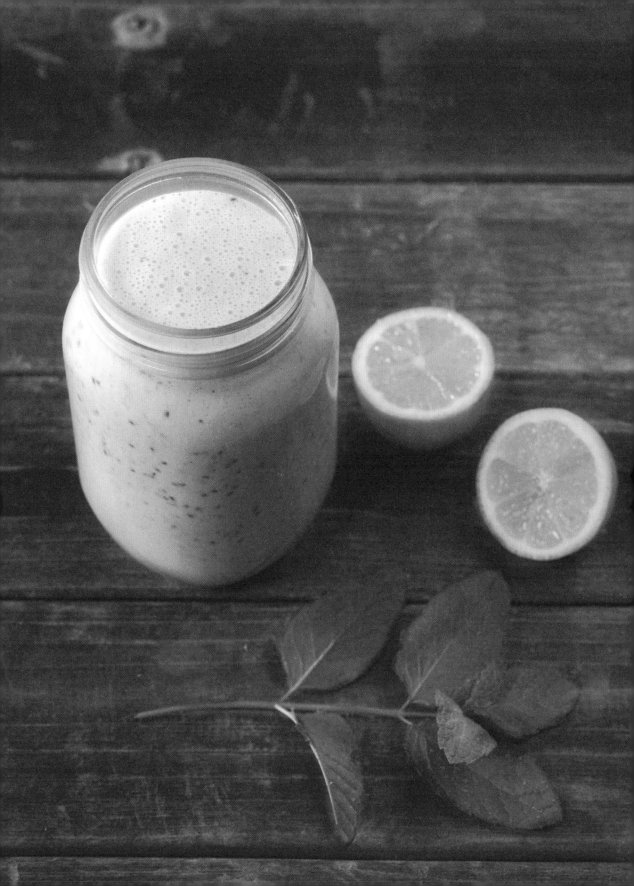

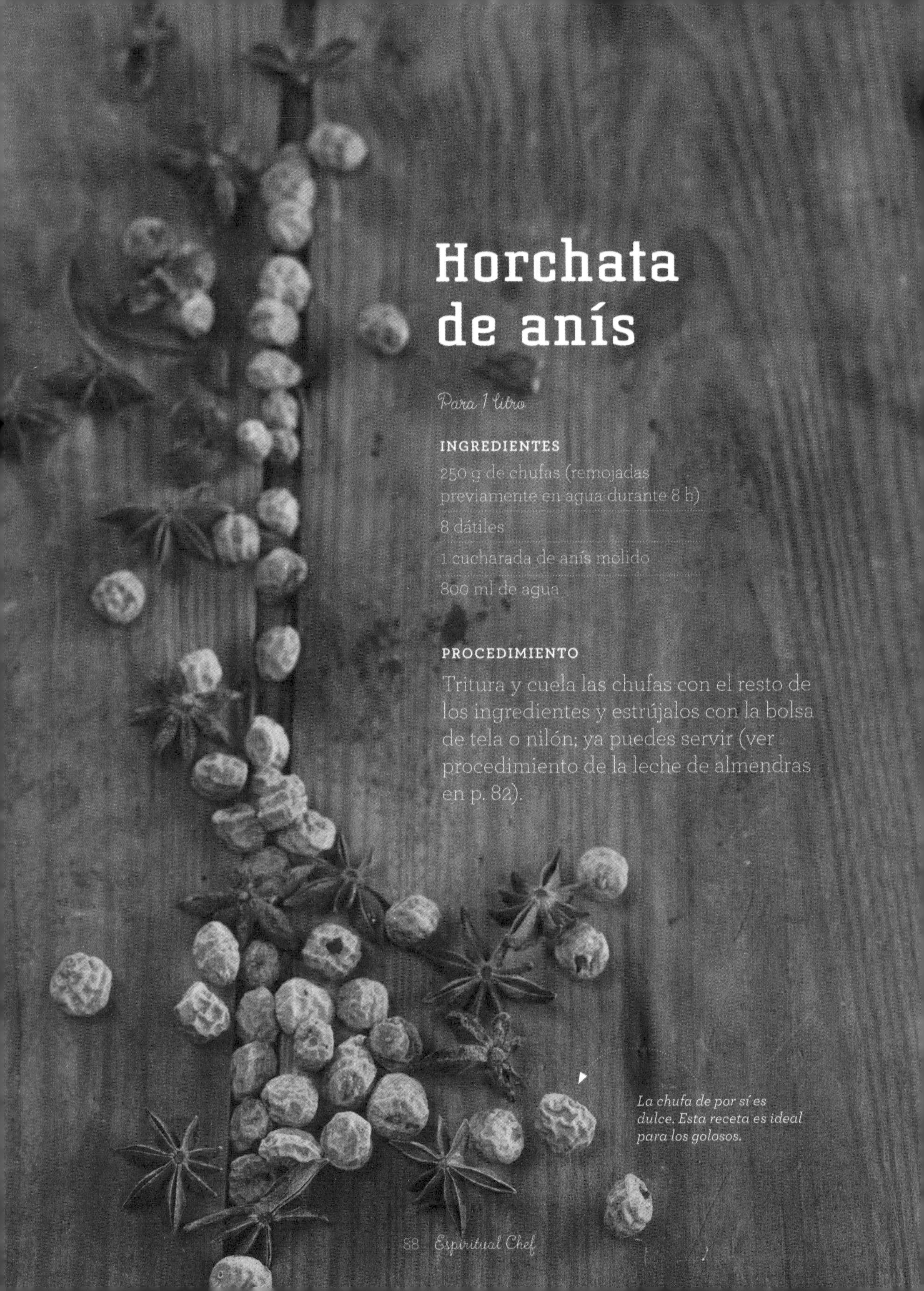

Horchata de anís

Para 1 litro

INGREDIENTES

250 g de chufas (remojadas previamente en agua durante 8 h)

8 dátiles

1 cucharada de anís molido

800 ml de agua

PROCEDIMIENTO

Tritura y cuela las chufas con el resto de los ingredientes y estrújalos con la bolsa de tela o nilón; ya puedes servir (ver procedimiento de la leche de almendras en p. 82).

La chufa de por sí es dulce. Esta receta es ideal para los golosos.

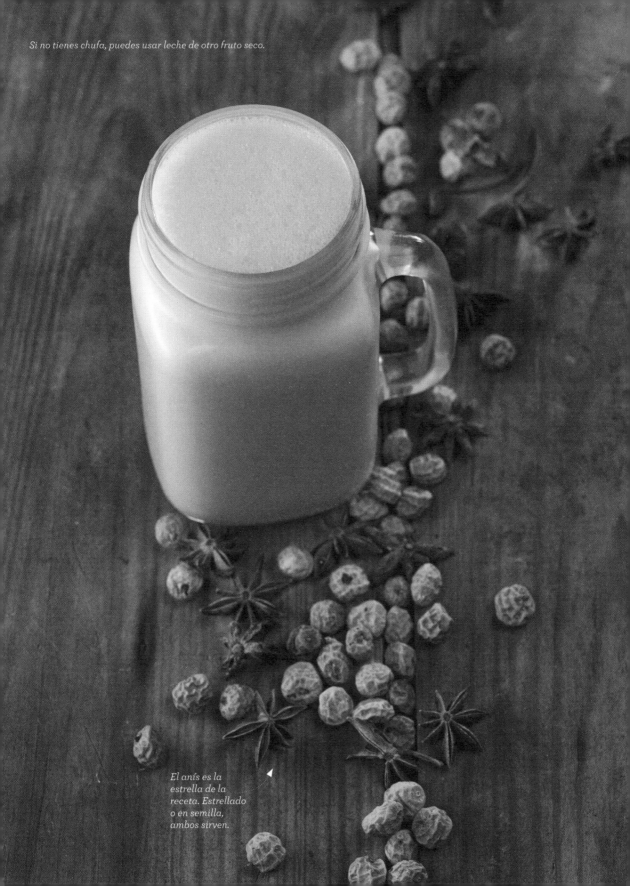

Si no tienes chufa, puedes usar leche de otro fruto seco.

El anís es la estrella de la receta. Estrellado o en semilla, ambos sirven.

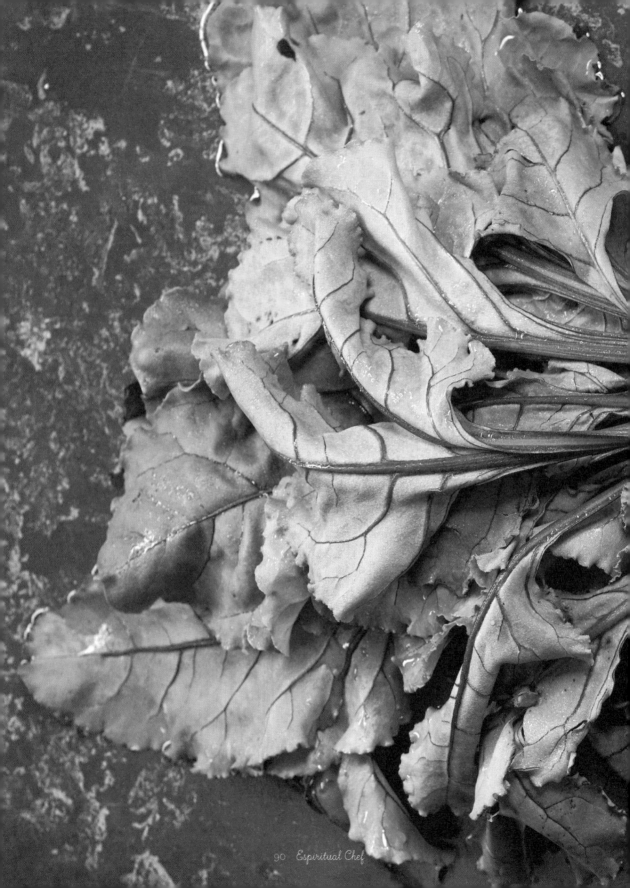

Sopas vivas energéticas

Otra muy buena manera de ingerir verduras frescas
en una consistencia líquida es mediante las sopas.

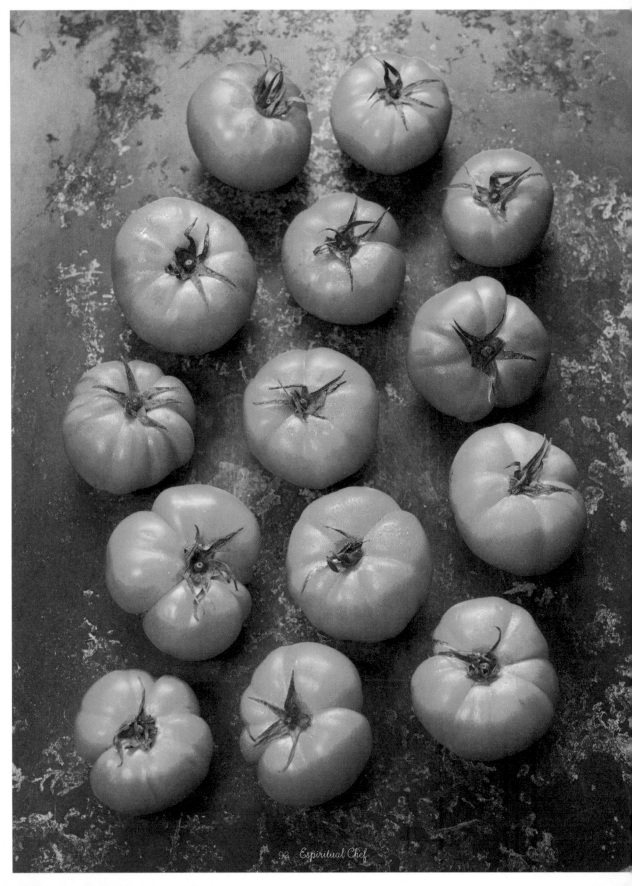

El gazpacho, que todos conocemos, es un buen ejemplo de sopa viva. Partiendo de esta receta podemos hacer muchas combinaciones.
Te ofrecemos cuatro posibilidades.

Apio, aguacate y amor

Para 4 personas

INGREDIENTES

1 aguacate grande

3 ramas de apio

ralladura y zumo de un limón

1 cucharadita de comino molido

1 diente de ajo

1 cucharada de aceite de oliva

hojas de rúcula u otra hoja verde

1 cucharadita de sal marina

500 ml de agua

germinados y aceite de oliva
para decorar

PROCEDIMIENTO

Tritura bien, con una batidora, todos los ingredientes y sirve. Decora con unos germinados y aceite de oliva.

El aguacate (la grasa) se puede reemplazar por calabacín o algún fruto seco remojado.

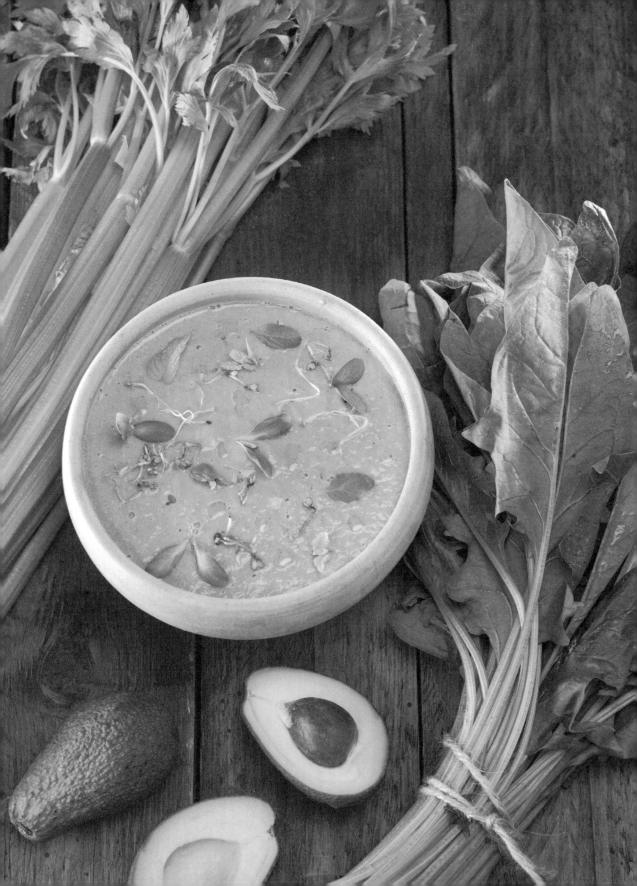

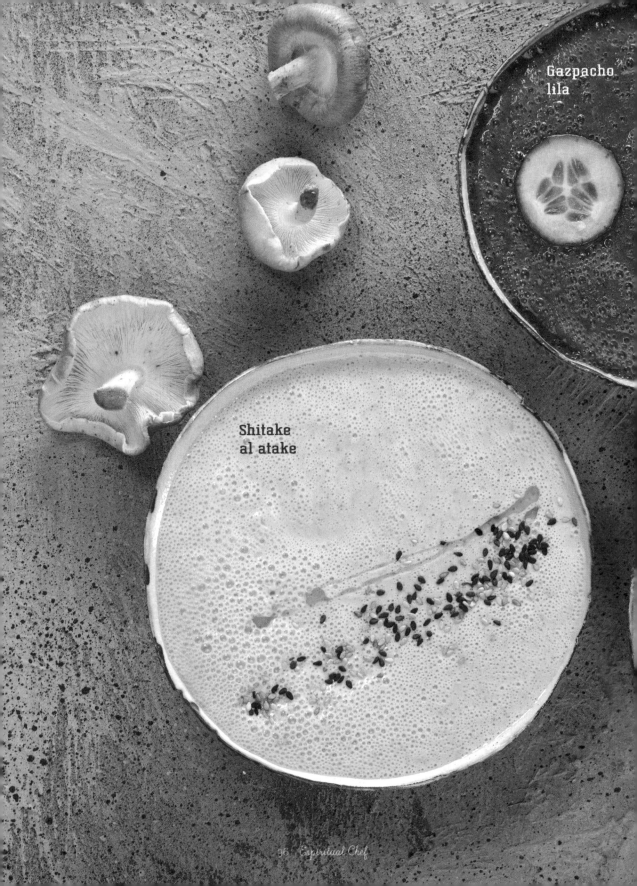

Gazpacho
lila

Shitake
al atake

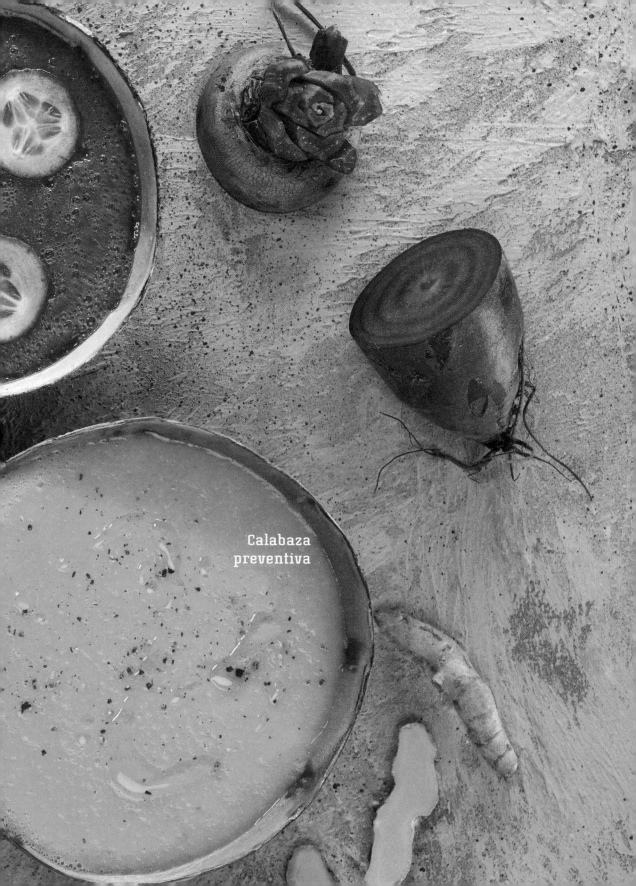

Calabaza
preventiva

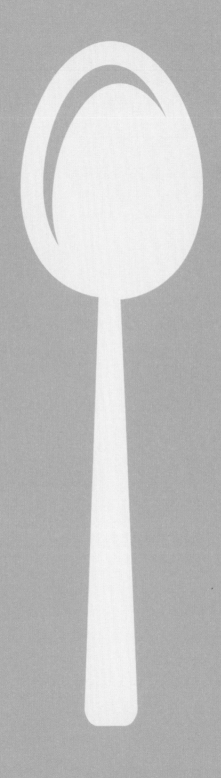

Calabaza preventiva

Para 4 personas

INGREDIENTES

400 g de calabaza

200 g de manzana

ralladura de medio limón

50 ml de zumo de limón

1 cucharada de aceite de oliva

1 cucharada de sal marina

una pizca de pimienta

un trozo de cúrcuma fresca o una cucharadita de cúrcuma seca

500 ml de agua

PROCEDIMIENTO

Macera la calabaza en sal cortada en cubos pequeños durante 1 hora. Lávala bien y tritúrala, en la batidora, con el resto de los ingredientes. Sirve en pequeños vasos o cuencos de sopa. Decora con pimienta y aceite de oliva.

Se puede calentar a una temperatura de 40º o bien triturarla con agua templada.

Gazpacho lila

Para 4 personas

INGREDIENTES

400 g de tomate fresco

150 g de remolacha

1 diente de ajo

50 ml de zumo de limón

50 g de pepino

50 g de pimiento

2 cucharadas de aceite de oliva

1 cucharadita de sal marina

500 ml de agua

PROCEDIMIENTO

Limpia los tomates y el pimiento. Pela y corta en cubos la remolacha y el pepino. Tritura bien todos los ingredientes y sirve. Puedes decorar con unas rodajas de pepino.

Shitake al atake

Para 4 personas

INGREDIENTES

100 g de nueces (remojadas previamente en agua durante 8 horas)

100 g de shitakes

40 g de cebolla

30 ml de tamari

30 ml de aceite de oliva

60 ml de zumo de limón

¼ de cucharadita de pimienta negra

1 cucharadita de levadura nutricional

500 ml de agua

Sésamo negro y aceite de oliva para decorar

PROCEDIMIENTO

Cuela y lava las nueces, tritura bien todos los ingredientes y sirve. Coloca por encima el sésamo y unas gotas de aceite de oliva.

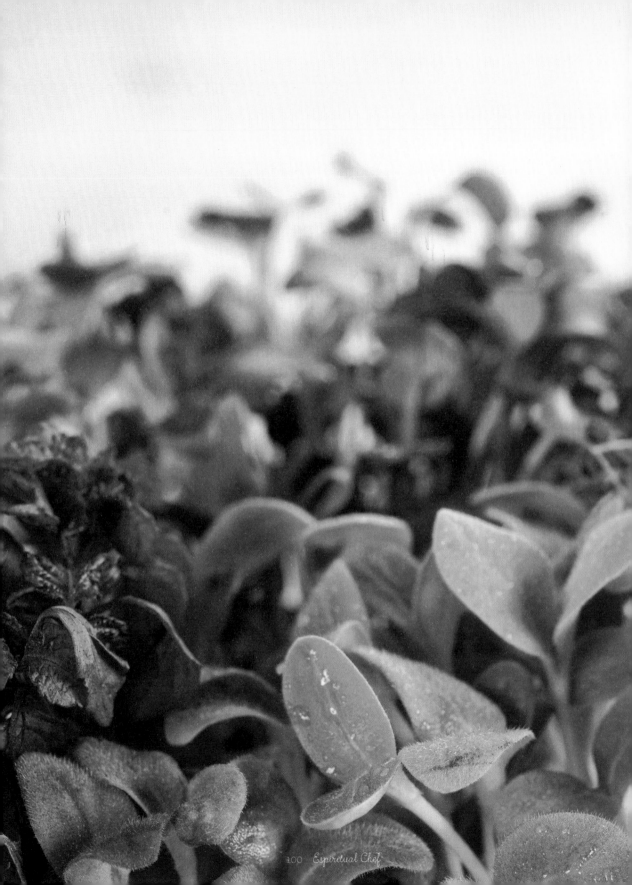

Espiritual Chef

Germinados

Energía vital concentrada

Germinar una semilla es despertarla de su larga siesta después de que el sol la secara para que se conservara por sí sola. Germinar es el comienzo de la vida para ellas. Gracias al agua, la temperatura y a un buen hábitat, las semillas comienzan a brotar para convertirse en una planta. En los germinados están concentrados miles de nutrientes.

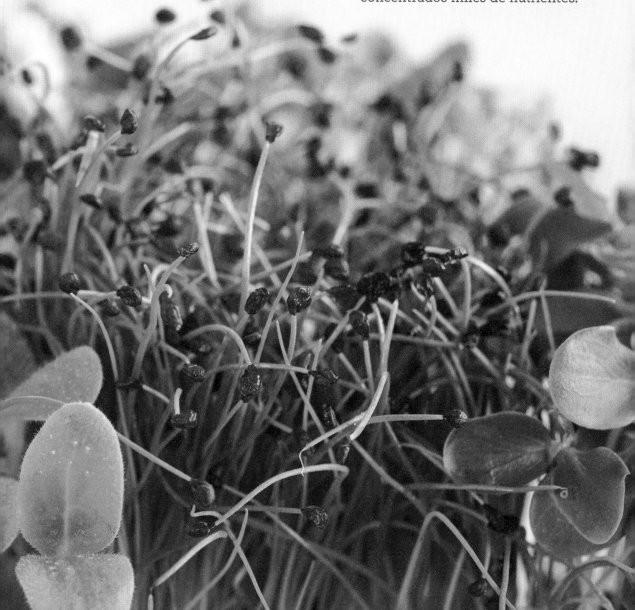

Germinar semillas es el comienzo de la agricultura, así que en nuestra cocina vamos a tener un pequeño huerto. No hay nada más hermoso que ver las semillas crecer. No hay nada mejor que comer lo que con nuestro cuidado hemos logrado.

Las semillas que utilizo con frecuencia y recomiendo son: alfalfa, soja verde, fenogreco, col lombarda, garbanzos, cebolla, lentejas, trigo sarraceno y quinoa.

GERMINACIÓN EN TARROS

Se puede germinar de diferentes maneras: con germinadores de barro, de plástico o eléctricos; con coladores, bolsas de tela, platos o en frascos de cristal. Esta última manera es mi preferida. Aquí la presento:

LO NECESARIO

semillas

un frasco de cristal de boca ancha

una goma elástica o hilo

un trozo de rejilla (mosquitero) o tela

agua pura

PROCEDIMIENTO

Coloca las semillas dentro del frasco. Cubre la boca del frasco con la rejilla o tela y asegúrala bien fuerte con la goma.

1

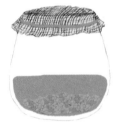

Añade bastante agua (tres veces su volumen) y deja en remojo durante una noche u 8 horas. Hay semillas que necesitan menos horas y otras más.

Es recomendable separar las cáscaras para la conservación de los germinados. Para ello se colocan los germinados en un recipiente con agua, las cáscaras flotan y suben a la superficie, mientras que los germinados se van al fondo.

Una vez germinadas, lo ideal en algunos casos sería exponerlas al contacto con la luz del sol para que se les forme clorofila. De este modo tendrán un sabor más agradable.

Si tienen sabor amargo es señal de que se han pasado. Sin embargo, hay algunos germinados que son amargos, como por ejemplo el fenogreco.

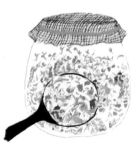

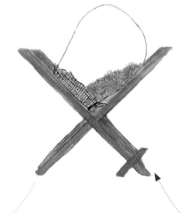

Tardarán en germinar entre uno y siete días, según la semilla.

5

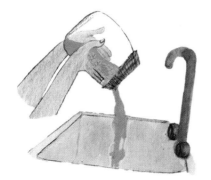

Escurre el agua, enjuaga y vuelve a escurrir colocando el frasco en diagonal.

Asegúrate de que las semillas no cubran toda la boca del frasco, ya que necesitan ventilación.

2

Lo ideal es que durante los primeros días estén en la oscuridad o tapadas con un trapo.

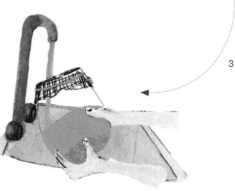

Es ideal para ello un escurridor de platos o si no en un recipiente. De esta manera pueden escurrir continuamente.

3

Enjuágalas una o dos veces al día, según la humedad del ambiente.

Una vez hechos los germinados, guárdalos en el frigorífico en un tupper o en una bolsa. Se conservan de una a dos semanas.

En Internet encontrarás toda la información nutricional, tiempos y más información detallada de cada semilla.

GERMINACIÓN EN TIERRA

Enraizarse en la tierra es el paso a seguir para una semilla germinada. De los granos o de muchas de las semillas con cáscara germinadas, se obtienen muy buenos resultados al plantarlos en la tierra.

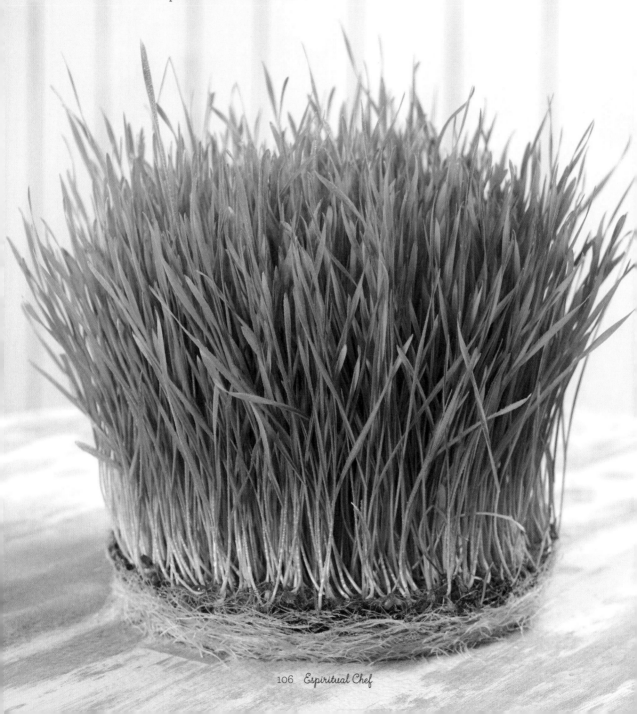

Con esta técnica se hace la famosa hierba de trigo y ésta es la que te enseño a continuación.

*Se puede utilizar espelta,
kamut, centeno, avena, ...*

LO NECESARIO

granos de trigo

un frasco de cristal de boca ancha

una goma elástica o hilo

un trozo de rejilla (mosquitero) o tela

una bandeja o recipiente plano con una
profundidad de 3 a 4 cm

tierra o fibra de coco

agua pura

PROCEDIMIENTO

Se lleva a cabo el mismo
proceso inicial para germinar,
remojando los granos.

1

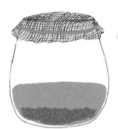

6

Riega con
abundante agua,
pero sin pasarte.

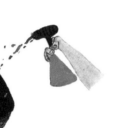

Reparte los granos brotados,
sin que se apilen.

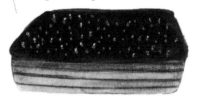

5

7

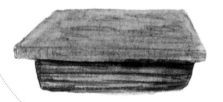

Tapa con otra bandeja
para que no les dé la luz.

Riega cada día.

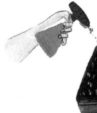

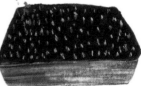

8

2

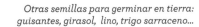

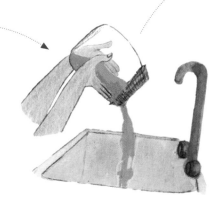

Una vez que se escurren, se dejan reposar inclinándolo a 45° hasta que broten un poquito, de uno a tres días, según la temperatura del ambiente.

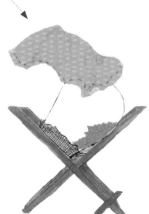

3

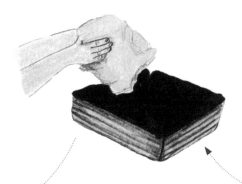

En una bandeja, coloca la tierra en una capa de 2 cm de altura.

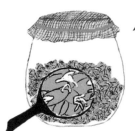

4

10

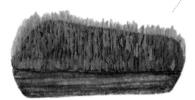

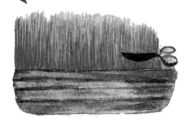

Al tercer o cuarto día, destápalas y exponlas a la luz. Cuanta más luz, más verdes se pondrán.

Entre el séptimo y el décimo día ya se pueden consumir.

9

Hay mucha información sobre la germinación en tierra en libros y en Internet.

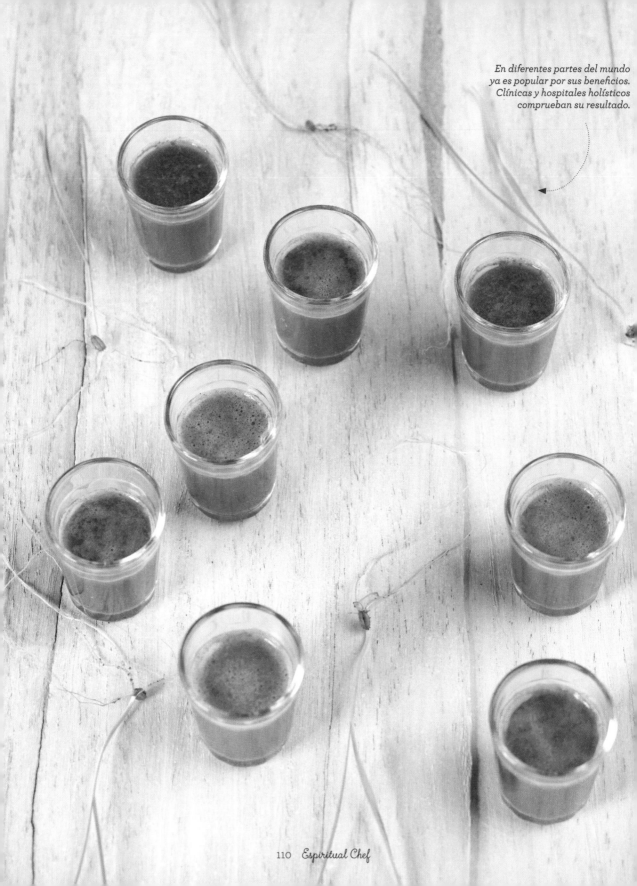

*En diferentes partes del mundo
ya es popular por sus beneficios.
Clínicas y hospitales holísticos
comprueban su resultado.*

ZUMO
WHEATGRASS

Para realizar este zumo
preferiblemente se tiene que extraer
el líquido de la hierba de trigo con
una extractora de zumos.

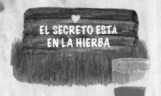

Se puede consumir en dosis de 30 cc
(chupito) o como ingrediente en zumos,
licuados de verduras o frutas. Es muy
importante tomarla con el estómago
vacío y si es posible como primera
bebida por la mañana.

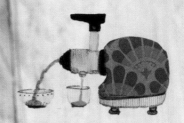

EL SECRETO ESTÁ
EN LA HIERBA

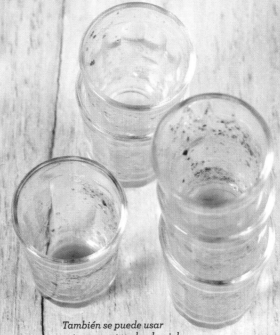

*También se puede usar
externamente sobre la piel,
heridas, granos, etc.*

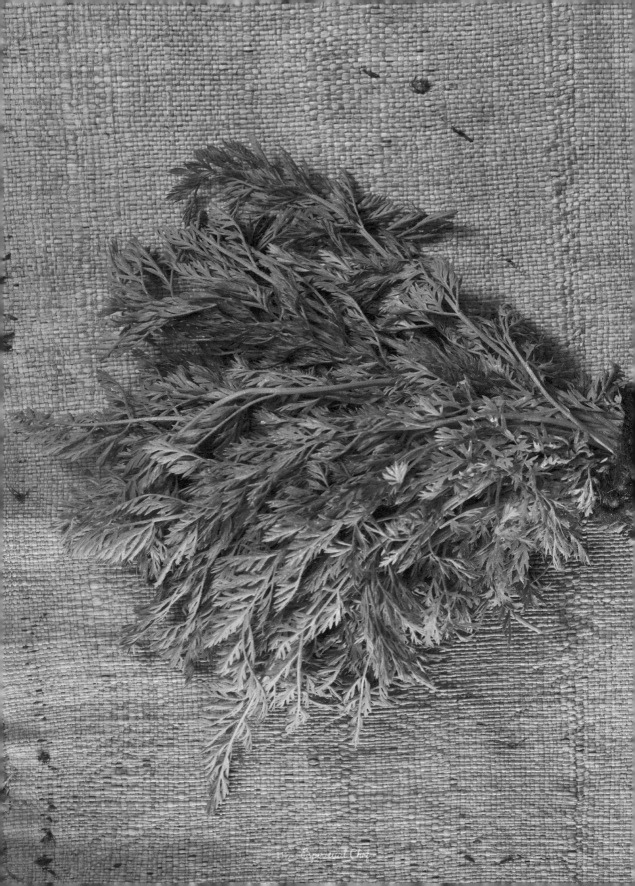

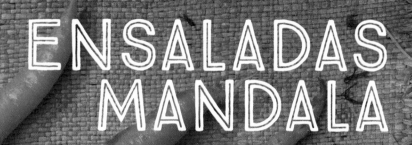

ENSALADAS MANDALA

Existen mil maneras de hacer una buena ensalada.
Si abrimos los ojos veremos la gran variedad de
hortalizas y verduras, frutas, hojas verdes, legumbres,
algas, semillas, frutos secos, setas, hierbas aromáticas,
especias, flores y más regalos que nos da la tierra.
Si colocas estos alimentos dentro de un bol cortados
de diferentes formas, combinándolos a tu gusto
e incorporando alguno de los procesos que vas
aprendiendo en este libro, nunca te aburrirás de las
ensaladas. Es todo un mundo.

Recuerda:
si cada día comes
una ensalada,
más feliz estará
tu barriga.
Éstas son algunas
combinaciones posibles
creadas para
inspirarte.

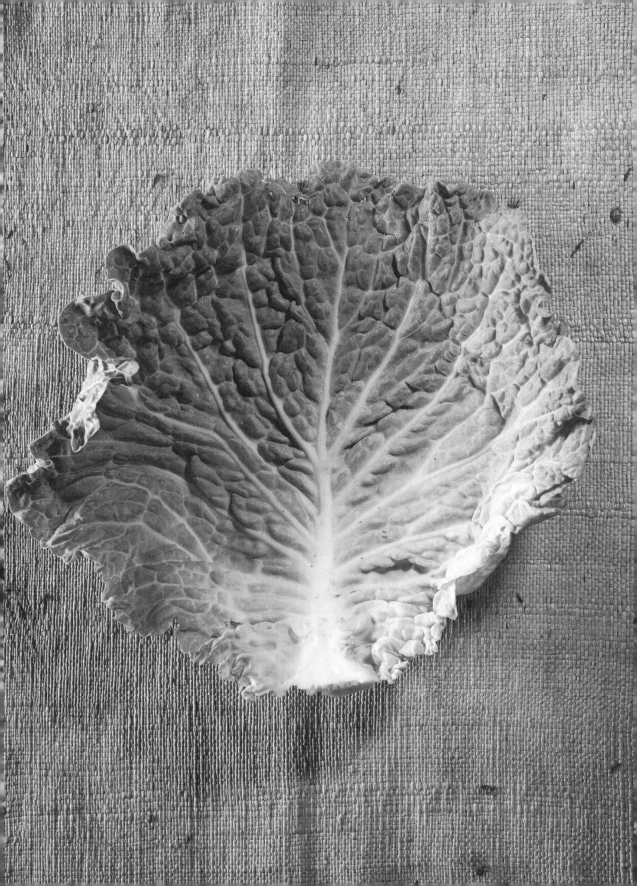

Princesa

Para 2 personas

INGREDIENTES

2 tomates en rama

1 aguacate

un puñado de rúcula
o canónigos

10 aceitunas

½ cucharadita de sal

2 cucharadas de aceite de oliva

1 ajo picadito

PROCEDIMIENTO

Corta los tomates en cubos. Divide a lo largo en dos el aguacate y con una cuchara ve sacando trozos grandes del mismo tamaño que los cubos del tomate. Ponlo todo en un bol con el resto de los ingredientes, mezcla y sirve.

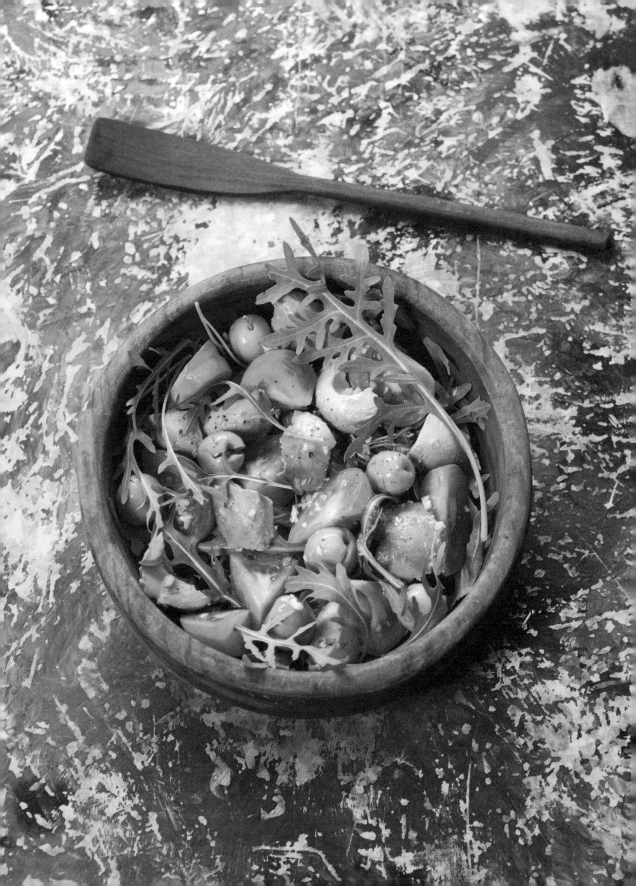

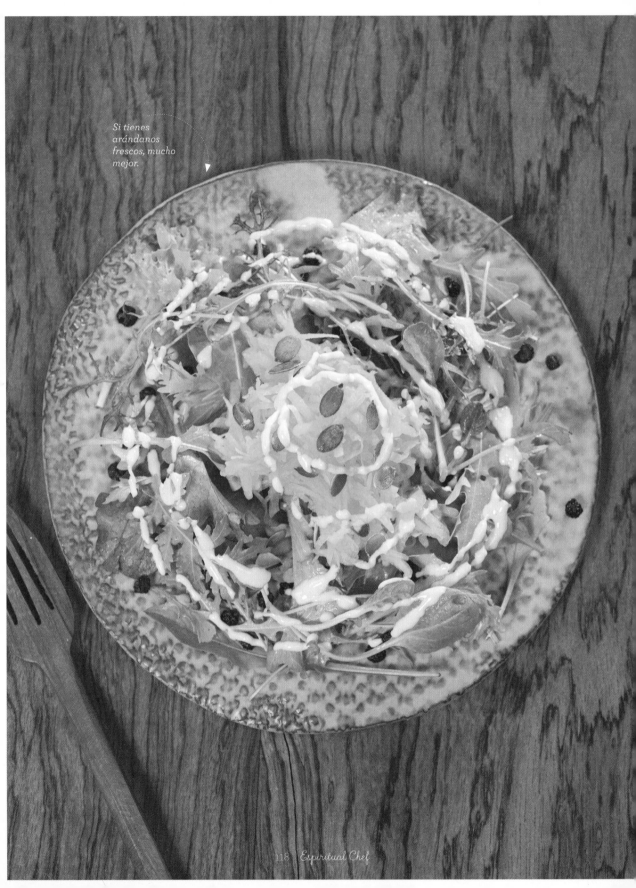

Si tienes
arándanos
frescos, mucho
mejor.

Calabaza om

Con salsa de tahini

Para 2 personas

INGREDIENTES

250 g de calabaza

hojas de lechugas diferentes

15 g de arándanos secos

un puñadito de cilantro fresco

1 cucharada de pipas de calabaza

Para la salsa tahini

1 cucharada de tahini

zumo de medio limón

½ diente de ajo picadito

60 ml de agua fría

¼ de cucharadita de comino en polvo

½ cucharadita de sal

PROCEDIMIENTO

Para la salsa, diluye en un bol el tahini con el limón. Agrégale la sal, el ajo, el comino y, por último, y poco a poco, el agua, batiendo con un tenedor o una varilla.

Pela y ralla la calabaza. Ponla en medio de un plato, envuélvela con las hojas de lechuga y por arriba pon la salsa, las pipas, los arándanos y el cilantro.

La salsa tahini la puedes mantener en el frigorífico durante unos cinco días.

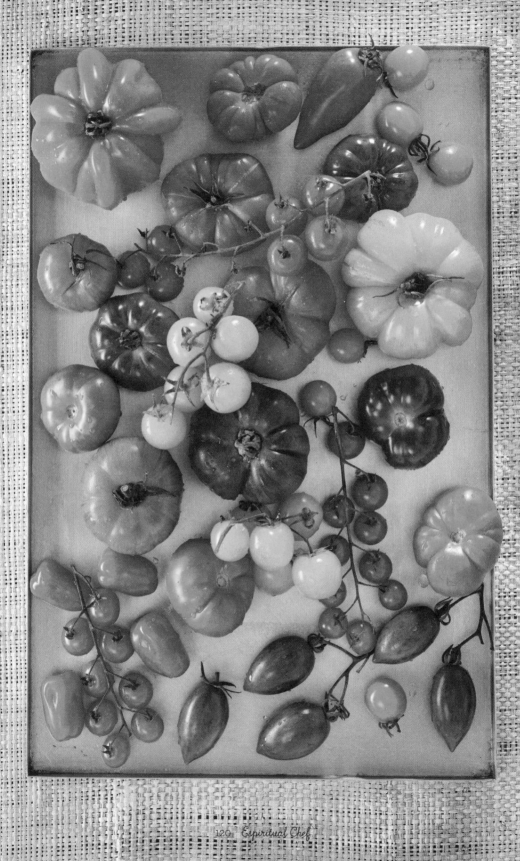

Si colocas estos alimentos dentro de un bol cortados de diferentes formas, combinándolos a tu gusto e incorporando alguno de los procesos que vas aprendiendo en este libro, nunca te aburrirás de las ensaladas. Es todo un mundo.

ESPAGUETIS DEL MAR

Con mix de hierbas

Para 2 personas

INGREDIENTES

20 g de alga espagueti de mar

2 cucharadas de germinados
de trigo sarraceno

4 higos secos

un puñado de espinacas

chips de queso de anacardos
(ver receta en p. 139)

Para el mix de hierbas

un puñadito de albahaca

un puñadito de cilantro

un puñadito de perejil

30 ml de aceite de oliva

½ cucharadita de sal

½ cucharadita de garam masala

PROCEDIMIENTO

Remoja en agua las algas durante
15 minutos.

Para el *mix*, pica todas las hierbas y
mézclalas con el aceite, la sal y el garam
masala.

Cuela las algas y lávalas. Mézclalas con
los higos cortados en tiritas finas, los
germinados, un poco de chips de queso
de anacardos y las espinacas y, por último,
incorpórale el mix de hierbas. ¡A disfrutar!

*Para el mix de hierbas
puedes reemplazar
cualquier hierba por
otra. Te recomiendo
que sean frescas.*

*Si lo deseas puedes preparar más cantidad
de mix de hierbas y reservarlo en un frasco
hermético en el frigorífico.
Puede conservarse hasta dos semanas.*

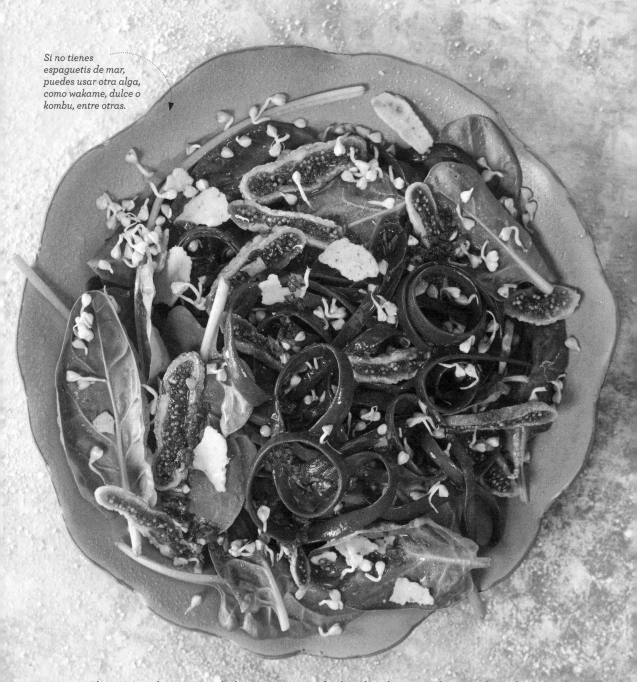

Si no tienes espaguetis de mar, puedes usar otra alga, como wakame, dulce o kombu, entre otras.

El garam masala es una mezcla de especias muy empleada en la India. La mezcla más tradicional es: canela, clavo, nuez moscada, pimienta negra y cardamomo. Existen otras con muchas más especias, incluidas: jengibre, mostaza, hinojo, comino, cilantro, cúrcuma y laurel entre otras. Puedes comprar la mezcla ya hecha o hacerla tú a tu gusto.

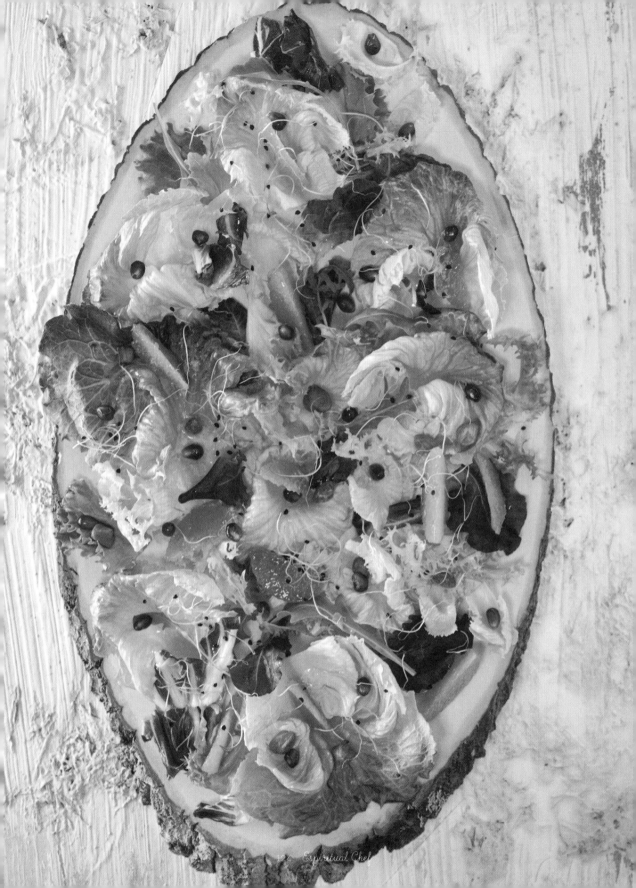

Hojas, pomelo y germinados de cebolla

Con aderezo de jengibre

Para 2 personas

INGREDIENTES

100 g de hojas verdes de diferentes variedades

4 cucharadas de germinados de cebolla

1 pomelo cortado en gajos vivos

1 cucharada de alcaparras

1 cucharadita de levadura nutricional

½ granada

Para el aderezo de jengibre

1 cucharada de jengibre picadito

½ cucharadita de sal

30 ml de aceite de girasol

1 cucharada de vinagre de manzana o de zumo de limón.

PROCEDIMIENTO

Para el aderezo, mezcla bien todos los ingredientes. Para el montaje, haz una base con las hojas, coloca encima los gajos de pomelo junto a las alcaparras, los granos de granada y los germinados. Vierte el aderezo, espolvorea la levadura nutricional, mezcla bien. ¡Listo!

Para obtener los gajos vivos, tienes que pelar el pomelo sin que quede nada de la piel blanca. Luego, con un cuchillo, debes ir sacando gajo por gajo, desechando la lámina blanca que hay entre ellos. Puedes hacer lo mismo con cualquier cítrico.

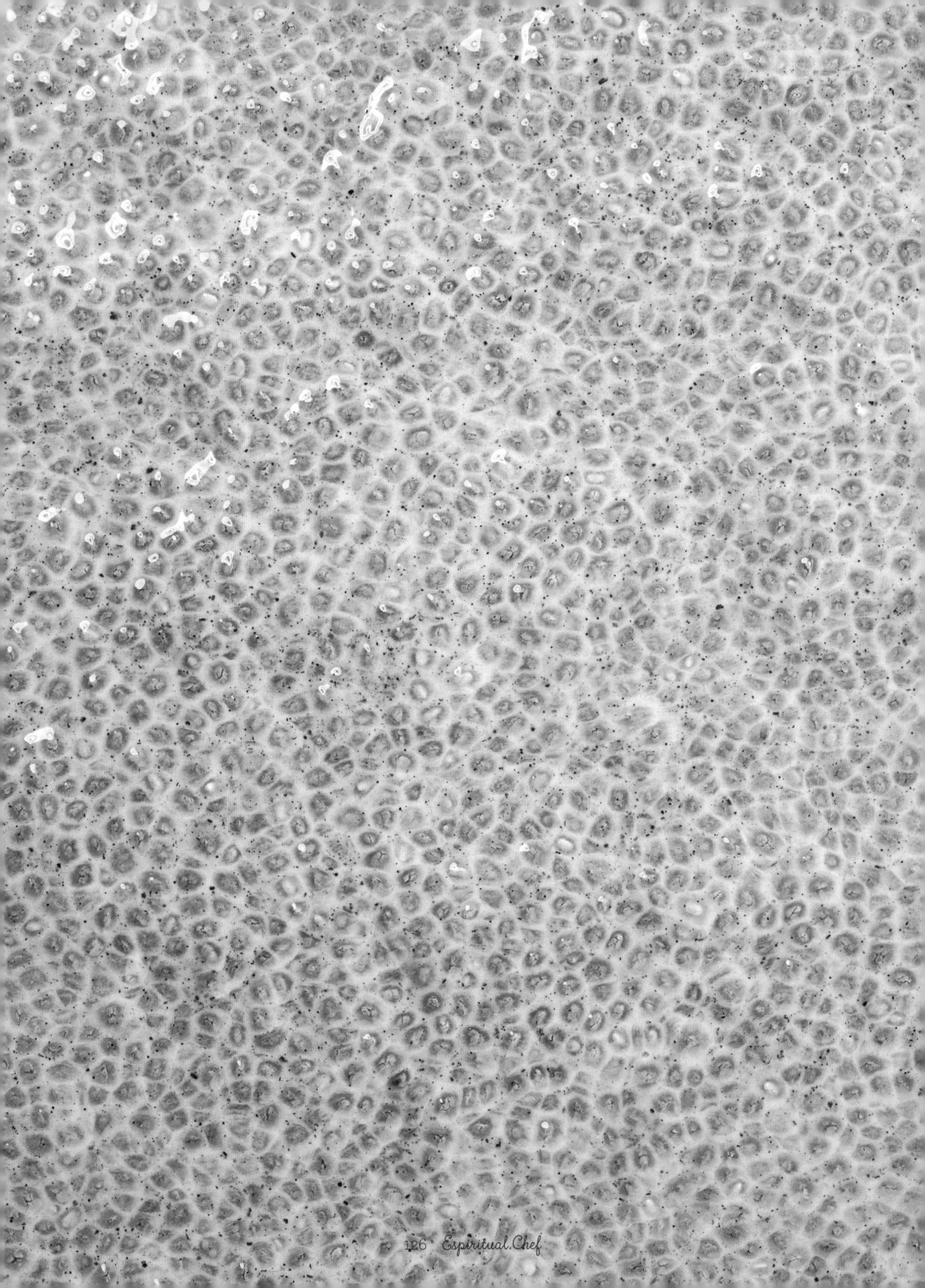

FERMENTOS

Introducir fermentos en nuestra dieta es una estupenda elección,
ya que su alto grado de enzimas y demás propiedades hacen más
feliz a nuestra flora intestinal. Son un probiótico natural.

Existen varias sencillas preparaciones con las que obtener fermentos y que además sirven para realizar otras recetas muy ricas. Los fermentos se utilizan en muchas culturas: el miso en Japón, el chucrut en Alemania y países del Este, el kimchi en Corea, el kéfir, el kombucha, etc. Si bien cada uno es diferente, todos coinciden en que su proceso es lento y en que generan bacterias que ayudan a la flora intestinal en la asimilación de nutrientes. Vamos a ello.

Te sorprenderán.

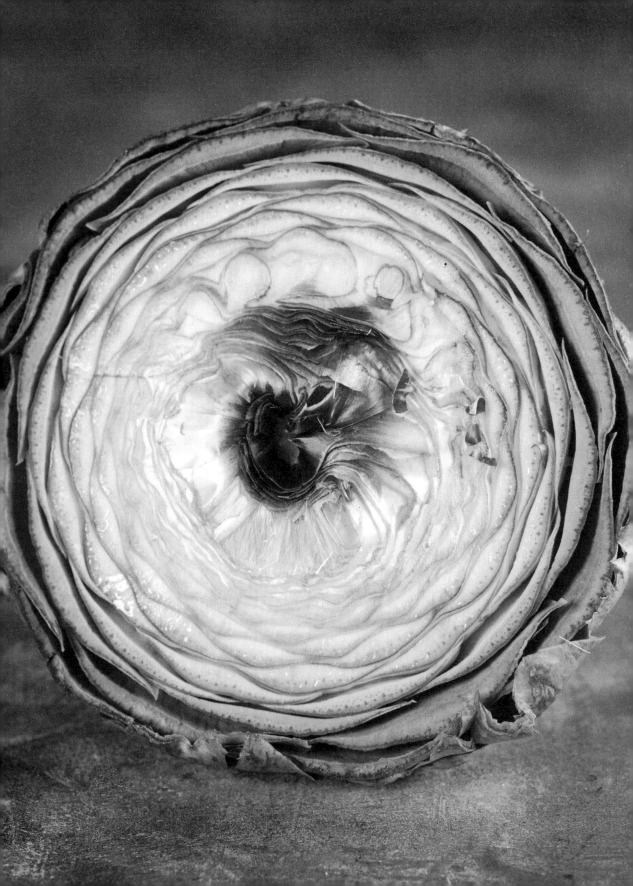

REJUVELAC

Excelente probiótico que se obtiene fermentando agua con granos de trigo germinados, para tomar tal cual o utilizar en otras recetas.

Para 3 litros

LO NECESARIO

150 g de granos de trigo

agua

una goma elástica o hilo

un trozo de rejilla (mosquitero) o tela

PROCEDIMIENTO

Germina el trigo durante dos días, hasta que le salga un poco el brote.

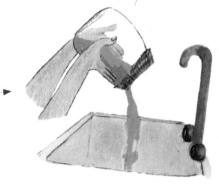

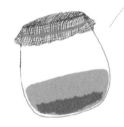

1

2

Se puede repetir dos veces más este procedimiento con los mismos granos, pero sólo con la mitad del tiempo de remojo, o sea, 12 horas. Debes colarlo y guardarlo en una botella de cristal en el frigorífico.

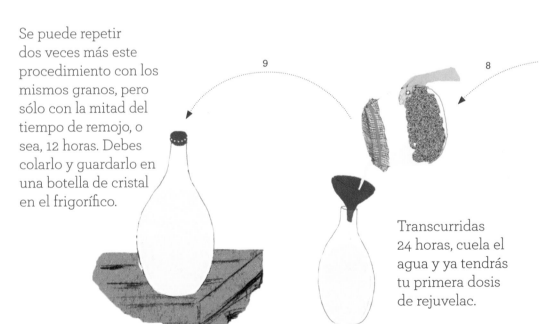

9

8

Transcurridas 24 horas, cuela el agua y ya tendrás tu primera dosis de rejuvelac.

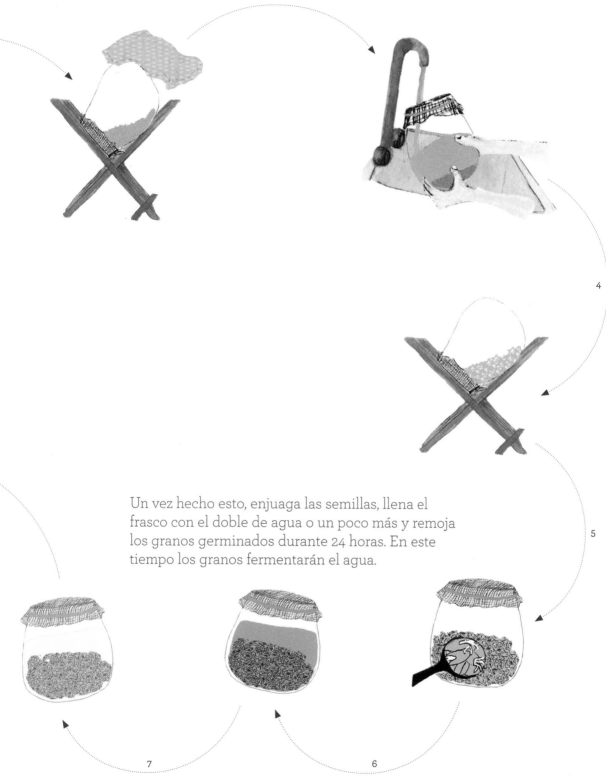

3

4

5

6

7

Un vez hecho esto, enjuaga las semillas, llena el frasco con el doble de agua o un poco más y remoja los granos germinados durante 24 horas. En este tiempo los granos fermentarán el agua.

Las semillas que sobran no se comen, tampoco van al compost, se las damos a los pajaritos.

El rejuvelac es superdigestivo, ideal para tener a mano cuando estemos mal de la barriga. Como su nombre indica es un rejuvenecedor.

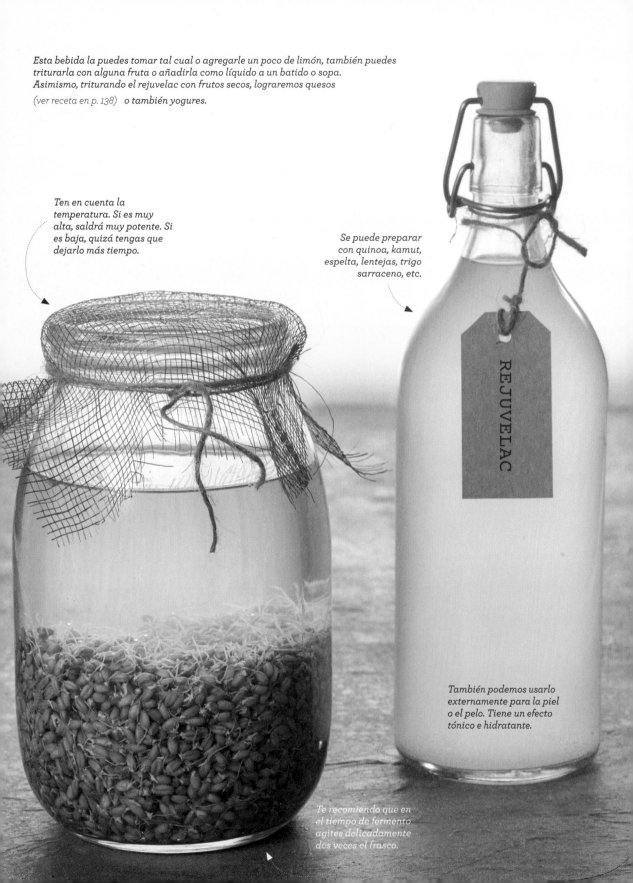

Esta bebida la puedes tomar tal cual o agregarle un poco de limón, también puedes triturarla con alguna fruta o añadirla como líquido a un batido o sopa. Asimismo, triturando el rejuvelac con frutos secos, lograremos quesos *(ver receta en p. 138)* o también yogures.

Ten en cuenta la temperatura. Si es muy alta, saldrá muy potente. Si es baja, quizá tengas que dejarlo más tiempo.

Se puede preparar con quinoa, kamut, espelta, lentejas, trigo sarraceno, etc.

REJUVELAC

También podemos usarlo externamente para la piel o el pelo. Tiene un efecto tónico e hidratante.

Te recomiendo que en el tiempo de fermento agites delicadamente dos veces el frasco.

KIMCHI MEDITERRÁNEO

Muy interesante y sabroso.
Fermento idóneo para acompañar
cualquier plato. Tiene su origen en
Corea, donde se consume casi en
cada comida. Aquí le he dado un
toque mediterráneo.

INGREDIENTES

1 kg de col china

2 cucharadas de sal

100 g de pimiento rojo picado

300 g de manzana rallada

2 cucharaditas de ñora o pimiento seco molido

1 cucharadita de pimentón dulce

150 g de cebolla cortada en rodajas finas

50 g de hinojo picadito

4 dientes de ajo picadito

25 g de jengibre picadito

chile al gusto

un puñado de cilantro picadito

un puñado de perejil picadito

un frasco grande de cristal con tapa

PROCEDIMIENTO

Corta la col china por la mitad y luego en
tiras de un grosor de más o menos 2 cm.
Colócala en un bol con la sal, remuévela
muy bien, apretándola con las manos, y
deja reposar durante 1 hora. Transcurrido
este tiempo, mezcla bien todos los
ingredientes y ponlos en el frasco. Tápalo
y déjalo a temperatura ambiente durante
tres días. Al cabo de tres días, llévalo a
enfriar y... ¡ya lo puedes comer!

Se mantiene en el frigorífico por un mes.
De esta receta se obtiene una gran cantidad de kimchi.

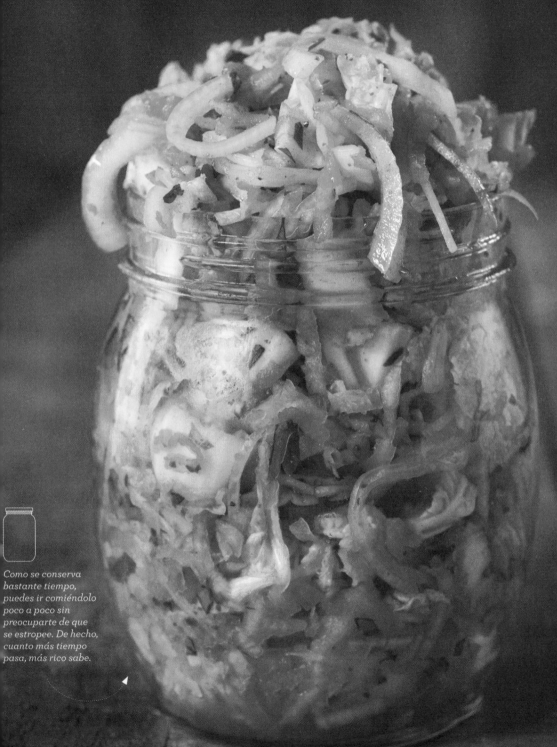

Como se conserva bastante tiempo, puedes ir comiéndolo poco a poco sin preocuparte de que se estropee. De hecho, cuanto más tiempo pasa, más rico sabe.

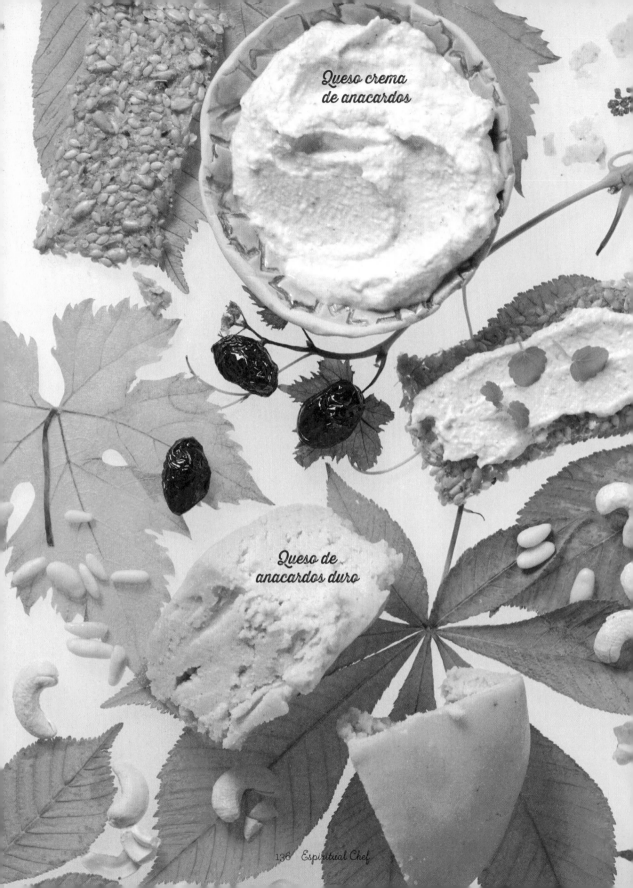

Queso crema
de anacardos

Queso de
anacardos duro

Chips de queso
de anacardos

Queso para untar
de anacardos

Quesos a partir
de frutos secos

Quesos a partir de frutos secos

Podríamos hacer un libro sólo de quesos de frutos secos, ya que al igual que los quesos que conocemos a base de leche, ya sean artesanales o convencionales, los hay de muchas clases. Pueden elaborarse con distintos tipos de fermentación, usando diversas técnicas y empleando distintos tiempos y temperaturas. Lo que es cierto es que con los frutos secos podemos hacer riquísimos quesos. En los siguientes ejemplos te muestro desde lo simple hasta lo complejo, pero quiero que sepas que hay muchísimas variantes. Prueba con éstos y luego, si te apetece, investiga y profundiza.

Las recetas que siguen emplean el anacardo, que para mí es el lácteo de la alimentación viva, pues con él logramos consistencias muy cremosas. Igualmente podemos hacer quesos con nueces de macadamia, almendras peladas, piñones, pipas, entre otros, y también combinándolos entre ellos.
Ten en cuenta que los frutos secos tienen que ser crudos.

Queso para untar de anacardos
(fermentado con rejuvelac)

INGREDIENTES

300 g de anacardos
(previamente remojados en agua de 3 a 8 horas)

400 ml de rejuvelac
(ver procedimiento en p. 130)

1 cucharada de orégano

2 cucharadas de aceite de oliva

1 cucharada de sal

En vez del rejuvelac pueden usarse los probióticos que vienen en polvo o en cápsulas. Con una cucharadita de probiótico puedes obtener resultados increíbles.

PROCEDIMIENTO

Se puede macerar con diferentes temperaturas y otros tiempos. Investiga.

Cuela y lava los anacardos y tritúralos, con una batidora, junto al rejuvelac, hasta obtener una textura homogénea. Coloca una estameña, bolsa de filtrar o una tela fina de algodón o nilón sobre un colador, vierte la mezcla y déjala fermentar unas 8 horas dentro de la bolsa o envuelta en la tela. Después, mézclala con el resto de los ingredientes. Ya tienes tu queso listo para comer.

Queso crema de anacardos (rápido)

INGREDIENTES

300 g de anacardos (remojados previamente en agua de 3 a 8 horas)

1 cucharada de orégano

4 cucharadas de zumo de limón

2 cucharadas de aceite de oliva

1 cucharadita de sal

2 cucharadas de levadura nutricional

150 ml de agua

PROCEDIMIENTO

Cuela y lava los anacardos, tritúralos con todos los ingredientes hasta obtener una textura cremosa. Sirve.

Queso de anacardos duro

INGREDIENTES

300 g de anacardos (previamente remojados en agua de 3 a 8 horas)

1 cucharadita de levadura nutricional

1 cucharadita de miso

½ cucharadita de sal

PROCEDIMIENTO

Cuela y lava los anacardos y tritúralos en el procesador de alimentos con todos los ingredientes hasta obtener una textura moldeable lisa. Pon la mezcla dentro de una estameña, bolsa de filtrar o una tela fina de algodón o nilón. Le damos la forma y lo dejamos fermentar unos dos días. El sabor y la consistencia que obtendrás serán fabulosos.

Dependiendo de la temperatura ambiente, el queso tendrá más o menos intensidad. También lo puedes dejar fermentar más tiempo de lo que describo en la receta. Investiga.

Chips de queso de anacardos

INGREDIENTES

300 g de anacardos (remojados previamente en agua entre 3 a 8 horas)

1 cucharada de orégano

zumo de un limón

2 cucharadas de aceite de oliva

1 cucharadita de sal

2 cucharadas de levadura nutricional

150 ml de agua

PROCEDIMIENTO

Cuela y lava los anacardos y tritúralos con todos los ingredientes hasta obtener una textura cremosa. Extiende la crema en una fina capa, de más o menos ½ cm de alto, repartida en las hojas de las bandejas del deshidratador. Deshidrata a 45° durante unas 12 horas. Dale la vuelta, extrae las hojas y deja deshidratando unas 8 horas más o hasta que quede bien crocante. Sacamos los chips y los ponemos en un recipiente hermético. Si están bien secos, se conservan tres meses o más fuera de la nevera.

Puedes condimentar cualquiera de los quesos como desees.

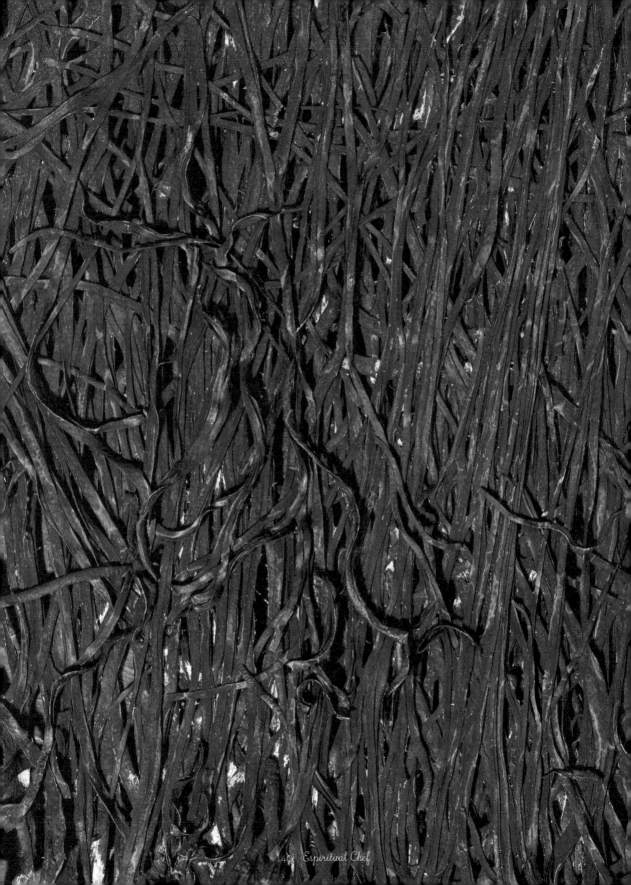

Espiritual Chef

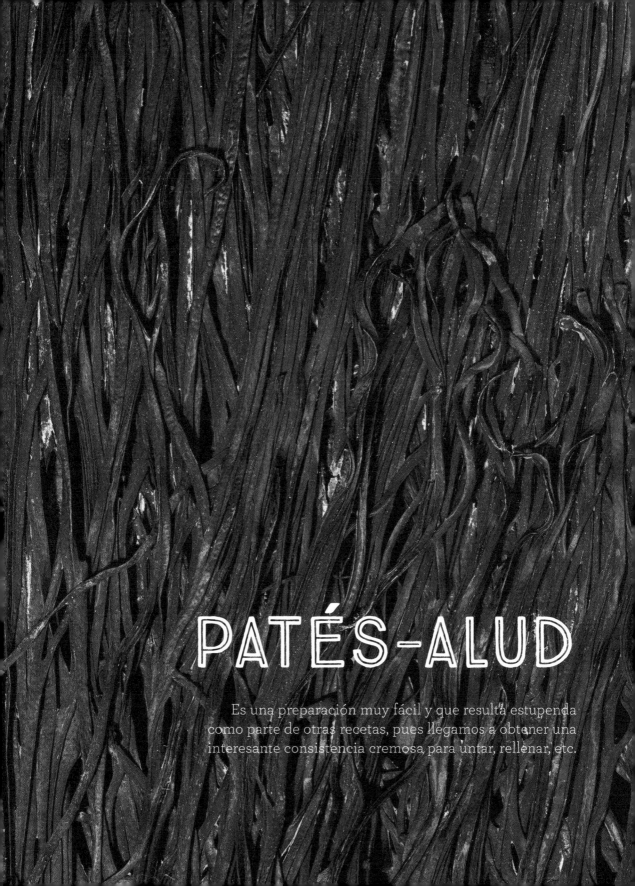

PATÉS-ALUD

Es una preparación muy fácil y que resulta estupenda
como parte de otras recetas, pues llegamos a obtener una
interesante consistencia cremosa para untar, rellenar, etc.

Zanahoria al ajillo

INGREDIENTES

600 g de zanahoria

1 diente de ajo

60 ml de aceite de oliva

1 cucharadita de sal

60 ml de agua

PROCEDIMIENTO

Pela y ralla la zanahoria y tritúrala con todos los ingredientes hasta obtener la textura para untar que desees.

Puedes incorporar perejil picado. Quedará un bonito vestido naranja de lunares verdes.

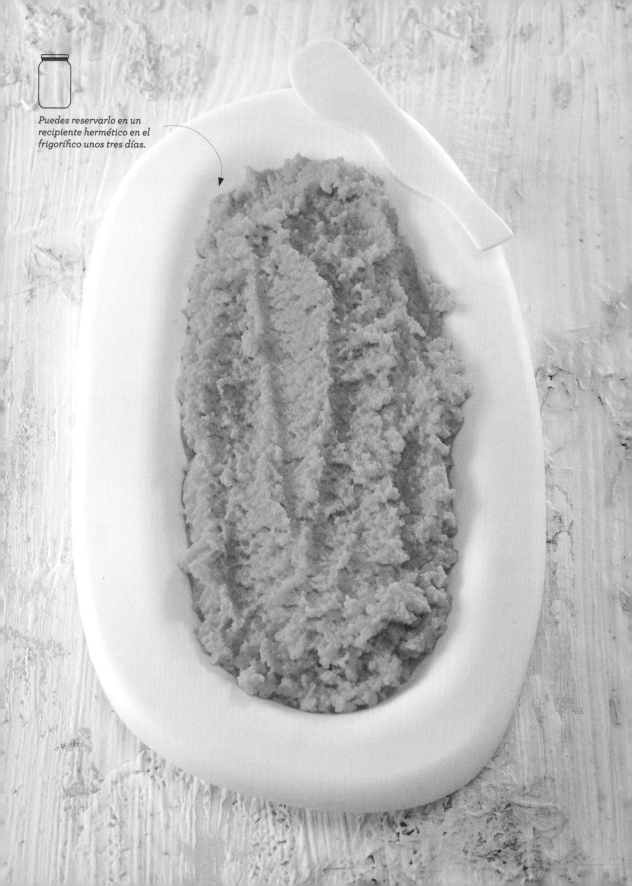

Puedes reservarlo en un
recipiente hermético en el
frigorífico unos tres días.

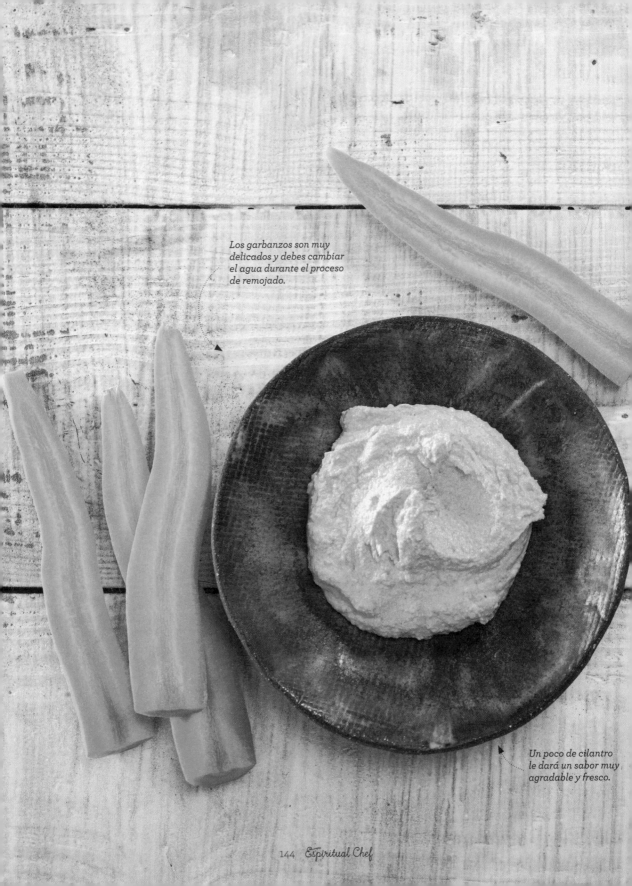

Los garbanzos son muy
delicados y debes cambiar
el agua durante el proceso
de remojado.

Un poco de cilantro
le dará un sabor muy
agradable y fresco.

*Las almendras son una buena
alternativa a los garbanzos si no
quieres utilizarlos. En ese caso sólo
tienes que remojar las almendras
en agua durante 8 horas.*

Humus mágico

*Esta receta me acompaña desde hace mucho tiempo. Allá donde fui, me hizo
quedar bien. No dudes en hacerla si quieres sorprender a tus invitados. La fuerza
de su nombre hace honor a su sabor.*

Para 4 unidades

INGREDIENTES

120 g de garbanzos

80 g de pipas de girasol
(remojadas previamente en
agua de 3 a 8 horas)

125 ml de zumo de limón y
ralladura de dos limones

100 ml de tahini

125 ml de aceite de oliva

125 ml de agua

1 cucharadita de comino

1 cucharadita de curry

1 cucharadita de sal

1 diente de ajo

PROCEDIMIENTO

Antes de nada, ten en cuenta que hay que
remojar los garbanzos durante dos días
cambiando el agua cada día. A continuación,
dejarlos en un colador entre un mínimo de
4 horas y un máximo de un día.

Cuela y lava las pipas de girasol; reserva.
Una vez hecho esto, tritura los garbanzos con
el resto de los ingredientes hasta obtener una
textura cremosa. Puedes acompañarlo con
crudités o con unos panes deshidratados.

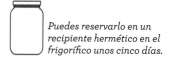

*Puedes reservarlo en un
recipiente hermético en el
frigorífico unos cinco días.*

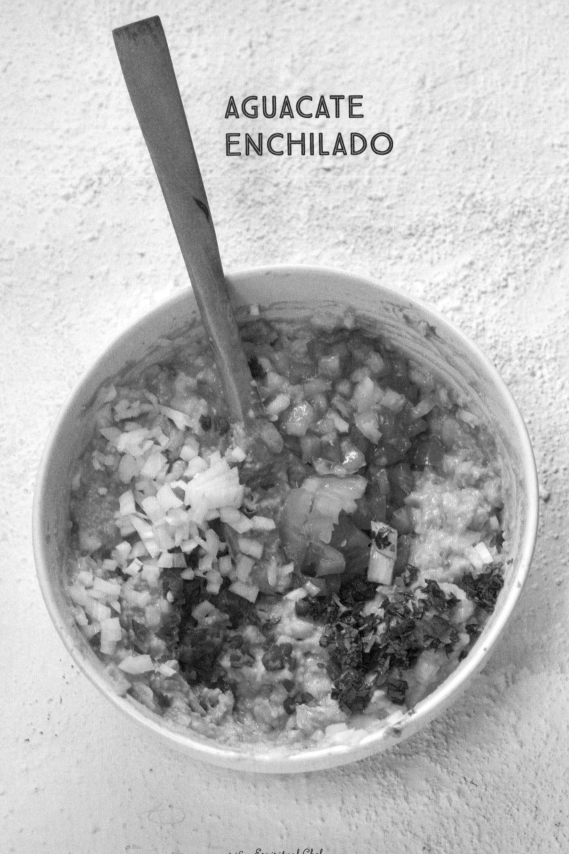

AGUACATE ENCHILADO

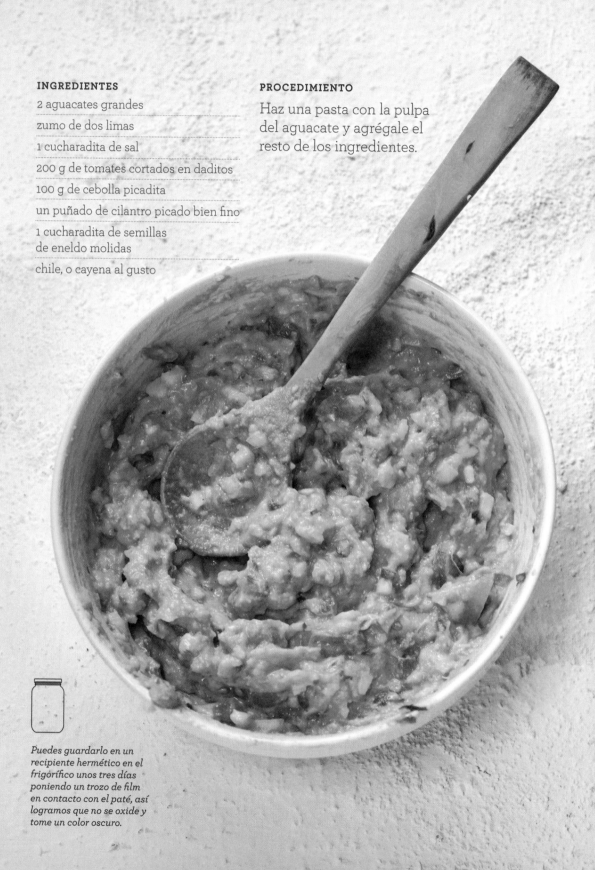

INGREDIENTES

2 aguacates grandes

zumo de dos limas

1 cucharadita de sal

200 g de tomates cortados en daditos

100 g de cebolla picadita

un puñado de cilantro picado bien fino

1 cucharadita de semillas
de eneldo molidas

chile, o cayena al gusto

PROCEDIMIENTO

Haz una pasta con la pulpa
del aguacate y agrégale el
resto de los ingredientes.

*Puedes guardarlo en un
recipiente hermético en el
frigorífico unos tres días
poniendo un trozo de film
en contacto con el paté, así
logramos que no se oxide y
tome un color oscuro.*

Pipas de girasol y remolacha

INGREDIENTES

200 g de pipas de girasol
(remojadas previamente en agua
entre 3 y 8 horas)

150 g de remolacha

60 ml de zumo de limón

60 ml de tamari

1 cucharadita de comino en polvo

PROCEDIMIENTO

Pela y ralla la remolacha.
Tritura todos los ingredientes hasta
conseguir una textura cremosa.

*Si no consigues tamari y no tienes
problemas con el gluten, en esta receta
puedes usar salsa de soja. De igual
manera, te recomiendo que leas la
etiqueta para comprobar que no contenga
edulcorantes o químicos añadidos.*

El tamari es una salsa tradicional japonesa a base de soja fermentada similar a la salsa de soja que, a diferencia de ésta, no contiene trigo, siendo así apta para celíacos. El tamari tiene las mismas características que la salsa de soja. Es negro con sabor intenso y sirve para salar también las recetas.

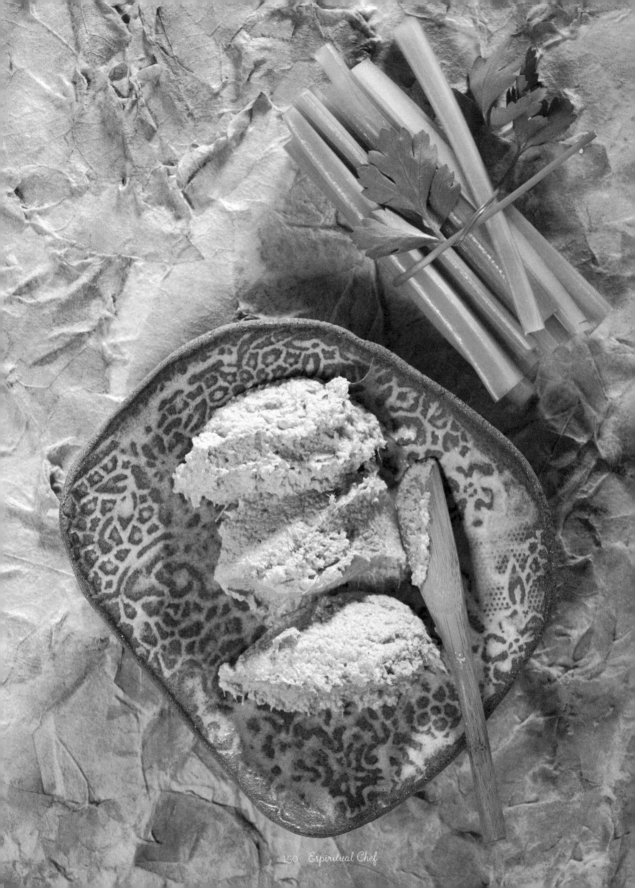

APIO & NUEZ
SE AMAN

INGREDIENTES

100 g de nueces
(previamente remojadas
en agua unas 8 horas)

200 g de apio

30 ml de zumo de limón

ralladura de medio limón

1 diente de ajo

30 ml de aceite de oliva

1 cucharadita de sal

PROCEDIMIENTO

Cuela y lava las nueces y tritúralas
con todos los ingredientes hasta
obtener una textura cremosa.

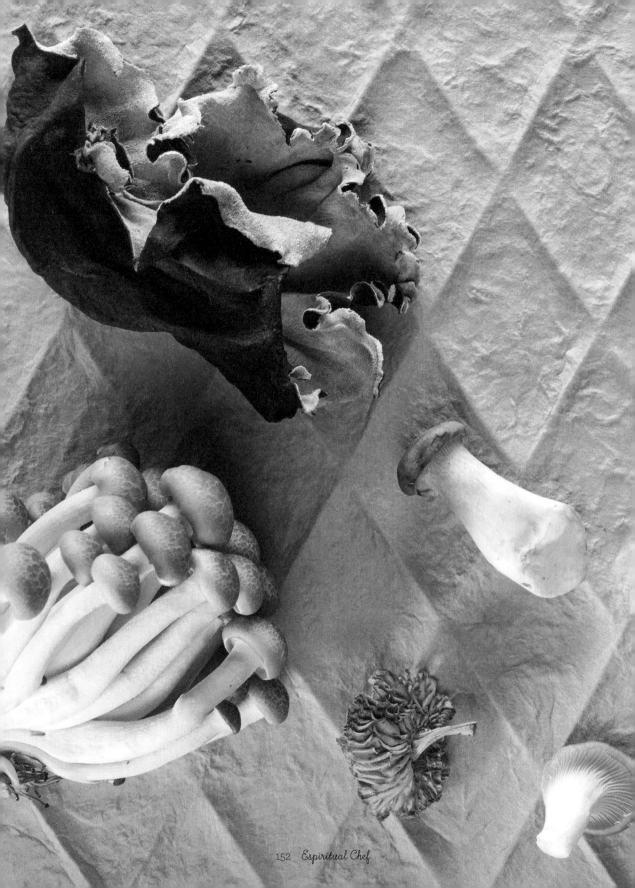

Deshidratados del sol

La deshidratación es una de las técnicas más sorprendentes que me he encontrado en mi camino culinario. No es nueva, sino que se trata de un proceso muy antiguo de conservación de los alimentos. Consiste en someter los alimentos a aire caliente para extraer el agua que contienen.

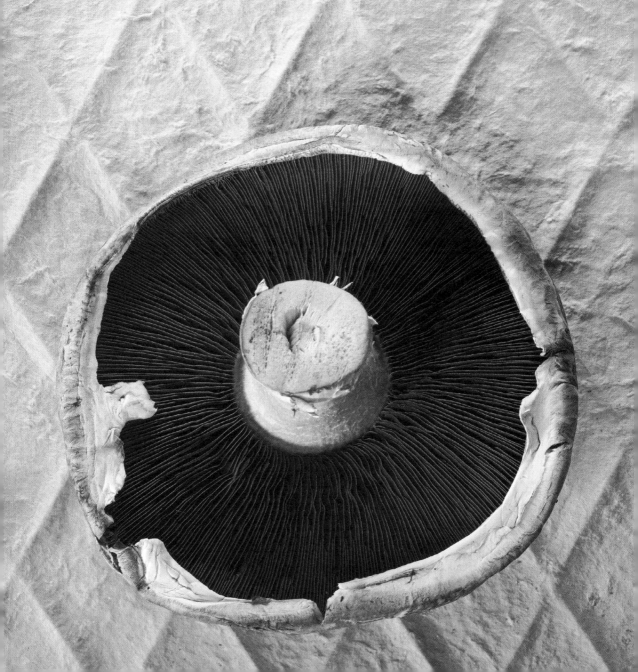

Originariamente, el mayor deshidratador con el que contamos es el sol y el aire trabajando juntos. Por poner un ejemplo, probablemente habrás visto u oído hablar de los tomates o los higos que se dejan secar al sol en verano para que luego podamos consumirlos en invierno también, cuando no es su temporada.

Hay registros en manuscritos históricos donde se hace referencia a la deshidratación. En la comunidad de los esenios, de la cual el Jesucristo que todos conocemos formaba parte, se elaboraba un pan que poco tenía que ver con moler el trigo, hacer harina y con ésta el pan que comúnmente conocemos. Los esenios germinaban el trigo para después molerlo y dejarlo secar al sol. Es el llamado pan esenio.

Actualmente, la deshidratación se utiliza mucho en la industria alimentaria, pues con esta técnica se pueden conservar los alimentos durante más tiempo, e incluso a partir de los alimentos secos crear recetas. Los alimentos deshidratados resultan también más fáciles de transportar.

En la alimentación viva también se utiliza frecuentemente, ya que al extraer el agua de los alimentos sometiéndolos a no más de 45º, consigues mantener muchos de sus nutrientes y enzimas. Además, la deshidratación concentra y realza los sabores, con lo que puedes conseguir sorprendentes resultados culinarios. También puedes lograr texturas muy diversas: desde más consistentes, como una goma, hasta algo muy crocante. Ahora bien, se puede deshidratar con el aire y el sol, pero no todos tenemos estos dos elementos disponibles en todo momento. Como contrapartida surgieron los deshidratadores eléctricos, los cuales nos dan precisión, pues nosotros marcamos la temperatura constante que necesitamos.

Yo utilizo siempre la misma temperatura, 45º para todo, excepto para las hierbas, que con 35º es suficiente. Verás muchos libros o artículos que difieren en este aspecto. Yo lo dejo a 45º. Nutricionalmente, se dice que por encima de esta temperatura se pierden más las propiedades del alimento, sobre todo las enzimas.

Esta técnica consiste en poner los ingredientes o preparaciones a secar, extendidos en bandejas, por un largo tiempo. En las recetas que muestro a continuación verás varias opciones. Desde lo simple hasta lo más elaborado. Ten en cuenta que la humedad del ambiente interfiere en este proceso. Si el ambiente es seco, el proceso de deshidratación será más rápido que si es más bien húmedo.

A partir de las frutas o las verduras deshidratadas, puedes hacer polvos y con éstos crear condimentos o decorar platos.

Frutas secas

Para empezar con lo más simple, presento aquí las frutas secas. Sencillamente deshidrataremos las frutas cortadas por separado. Por ejemplo: piña, plátano, fresa, papaya, mango, manzana, naranja, kiwi, etc.

Las frutas secas resultan estupendas para hacer que los niños incorporen más frutas en su dieta.

PROCEDIMIENTO

Lava y corta en rodajitas cada fruta con un grosor de 1 cm más o menos. Ponlas a deshidratar durante unas 8 horas, dales la vuelta y deja deshidratar hasta que queden secas o gomosas, según lo que desees.

Ten en cuenta que su volumen se reduce en un gran porcentaje al deshidratarlas.

Su tiempo de conservación varía. Lo mejor es guardarlas en la nevera en un recipiente hermético. Así se mantendrán durante meses o algunas incluso años. Por supuesto, envasarlas al vacío es la mejor opción.

Para conservar cualquier deshidratado te recomiendo usar cápsulas o sobres de silicio. Con ellos, los deshidratados se mantienen aún más tiempo.

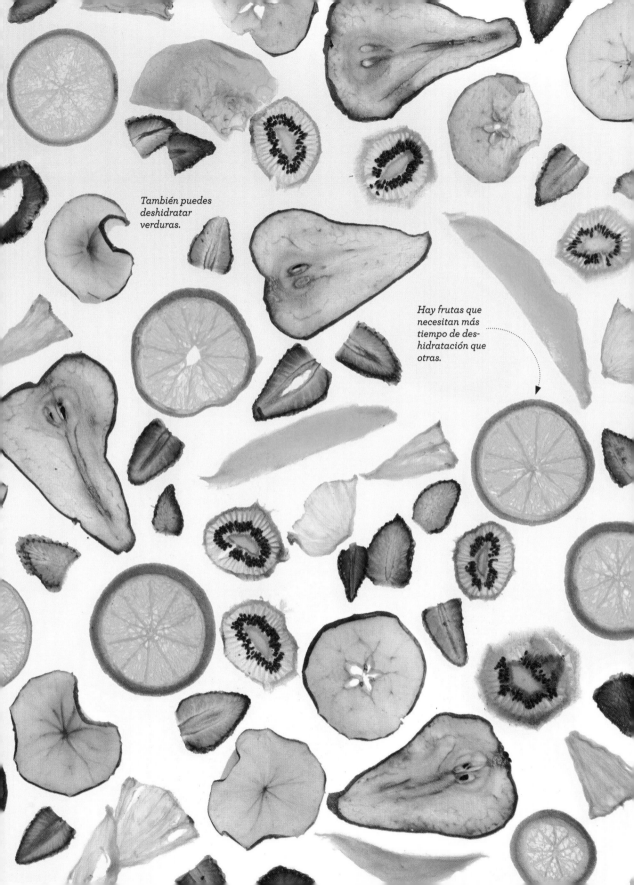

También puedes deshidratar verduras.

Hay frutas que necesitan más tiempo de deshidratación que otras.

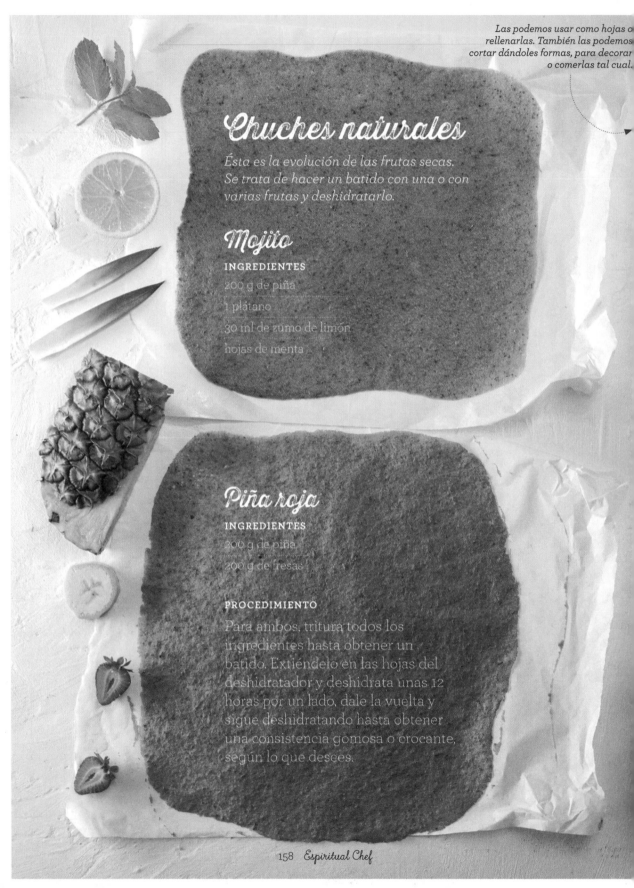

Las podemos usar como hojas o rellenarlas. También las podemos cortar dándoles formas, para decorar o comerlas tal cual.

Chuches naturales

Ésta es la evolución de las frutas secas. Se trata de hacer un batido con una o con varias frutas y deshidratarlo.

Mojito

INGREDIENTES

200 g de piña

1 plátano

30 ml de zumo de limón

hojas de menta

Piña roja

INGREDIENTES

200 g de piña

200 g de fresas

PROCEDIMIENTO

Para ambos, tritura todos los ingredientes hasta obtener un batido. Extiéndelo en las hojas del deshidratador y deshidrata unas 12 horas por un lado, dale la vuelta y sigue deshidratando hasta obtener una consistencia gomosa o crocante, según lo que desees.

Podemos hacerlo con cualquier otra fruta, combinando colores, etc.

las ponemos en el congelador edarán crocantes, con la misma nsistencia que el caramelo.

Puedes rellenarlos de lo que más te guste. Fíjate en la receta de buen rollo árabe de la p. 189

BUENOS ROLLOS

Para 8 rollos

INGREDIENTES

300 g de calabaza

100 g de manzana

100 g de lino (previamente remojado en agua de 3 a 8 horas)

2 cucharadas de aceite de oliva

1 cucharada de orégano

1 cucharadita de sal

Podemos sustituir la calabaza y la manzana por otros ingredientes: calabacín, espinacas, zanahoria, remolacha.

PROCEDIMIENTO

Lava el lino *(ver procedimiento en p. 163)*. Ralla la calabaza y la manzana. Tritura todos los ingredientes hasta formar una masa untable.

Extiende la masa bien fina en dos hojas del deshidratador y deshidrata durante 4 horas; dales la vuelta, sácales las hojas y déjalos deshidratar unas 4 horas más. Es importante que la masa sea moldeable. Con una tijera divide en cuatro porciones cada bandeja. El buen rollo ya está listo.

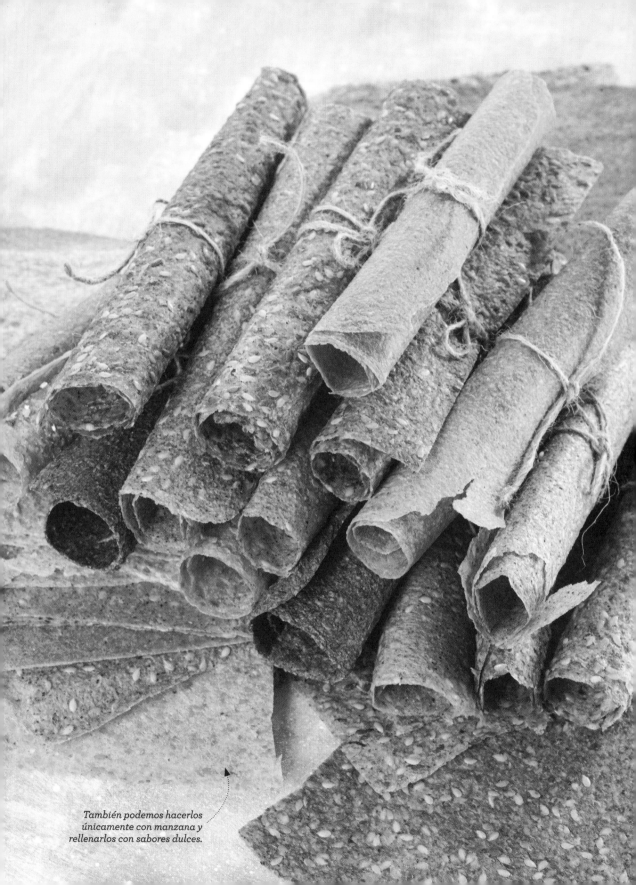

También podemos hacerlos únicamente con manzana y rellenarlos con sabores dulces.

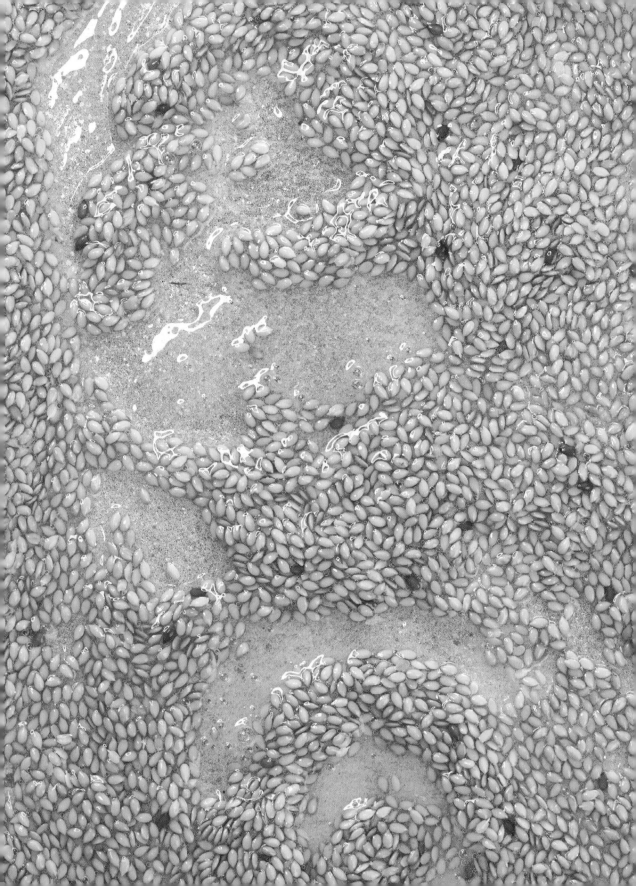

El lavado del lino

Te recomiendo lavar el lino remojado antes de utilizarlo para las recetas de los deshidratados, ya que al deshidratarlo sin lavar, la consistencia puede quedar gomosa y si deseas que el resultado sea más crocante y se conserve mejor, es bueno tener en cuenta este paso.

¿Cómo se hace? Después del tiempo de remojo del lino observarás que ha adquirido una consistencia gelatinosa. Con un colador de acero inoxidable, y con la ayuda de una espátula de goma y un poco más de agua, lávalo bien removiendo la espátula en círculos presionándola con el colador hasta que desprenda una especie de consistencia babosa blanca gelatinosa. Más o menos tardarás medio minuto. Ya tienes el lino limpio.

La baba blanca es muy hidratante. Puedes tomarla (va muy bien en caso de estreñimiento) o ponértela en la piel. Notarás el efecto al instante. Tiene una consistencia similar a la del aloe vera.

Una alternativa es emplear lino molido en lugar de remojado. El resultado será diferente, pero te ahorrarás el paso del remojo y lavado.

A mi me gusta utilizar el lino dorado, pero también puedes utilizar el lino marrón. Cambiará el color y un poco el sabor.

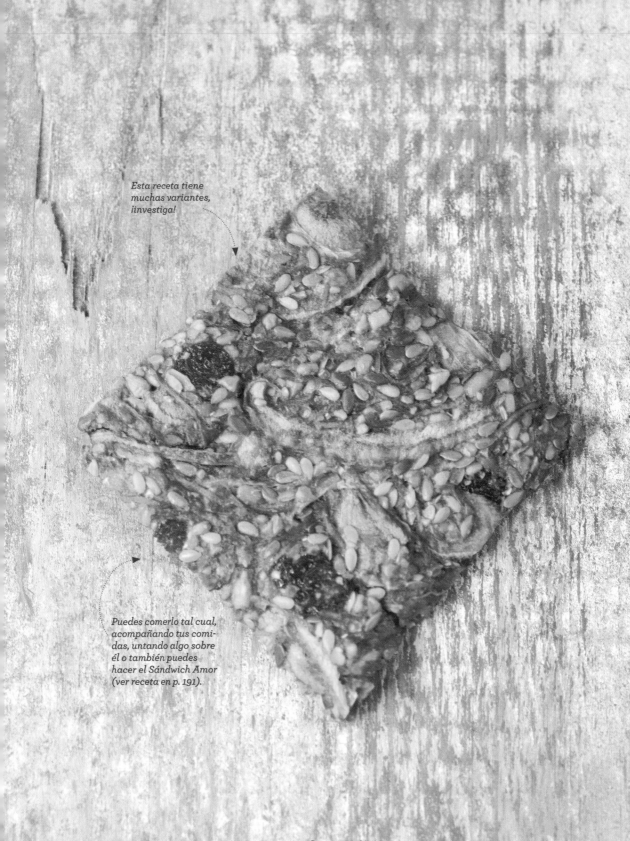

Esta receta tiene muchas variantes, ¡investiga!

Puedes comerlo tal cual, acompañando tus comidas, untando algo sobre él o también puedes hacer el Sándwich Amor (ver receta en p. 191).

Deshidratándolo al sol sale muy rico, pero el tiempo variará según el sol y la humedad.

Pan esenio contemporáneo

Receta inspirada en el pan esenio con toques contemporáneos. Esta receta es mi pan de cada día. Es la receta que más me han pedido a lo largo de mi carrera y siempre me he reservado de darla en detalle. He realizado miles de kilos de este pan y me siento contento y orgulloso de poder decir que todo el que lo come queda encantado. Hoy, a través de este libro, publico la receta. Espero que la disfrutéis. Yo lo como simplemente solo o con algo untado, un aguacate o un paté, por ejemplo. También es ideal para acompañar una buena ensalada.

Para medio kilo

INGREDIENTES

125 g de trigo sarraceno

125 g de lino dorado

100 g de pipas de girasol

400 g de zanahoria

400 g de cebolla

60 ml de tamari

60 ml de aceite de oliva

70 g de pasas

PROCEDIMIENTO

Por una parte remoja el lino y el trigo sarraceno durante una noche o un mínimo de 4 horas. Cuela y lava el trigo sarraceno y reserva. Lava el lino *(ver procedimiento en p. 163)* y reserva.

Ralla la zanahoria y corta la cebolla bien fina. Agrégales el tamari, el aceite y las pasas y mezcla todo bien. Tritura el lino y el trigo sarraceno con el robot de cocina y agrégalos a la mezcla. Muele las pipas de girasol y añádelas. Remueve vigorosamente para que todos los ingredientes se hagan amigos y extiende la masa en las hojas del deshidratador. Deshidrata durante unas 12 horas, dale la vuelta, corta con una tijera en cuatro partes por cuatro y déjala unas 8 horas más.

Consérvalo en un recipiente térmico, preferiblemente de cristal.

CRACKERS ENZIMÁTICAS AL CURRY

Para 400 g

INGREDIENTES

250 g de semillas de lino dorado

150 g de pipas de girasol

75 g de semillas de cáñamo peladas

400 g de zanahoria

150 g de apio

ralladura y zumo de un limón

un puñadito de perejil picado

40 ml de aceite de sésamo

1 cucharadita de curry

1 cucharadita de sal

Esta receta tiene muchas variantes. Varía las semillas, los vegetales o los condimentos. Ésta es la base, ¡investiga!

PROCEDIMIENTO

Pon a remojar en agua y en recipientes separados la linaza y las pipas de girasol durante una noche o un mínimo de 4 horas. Cuela y lava las pipas de girasol y reserva. Lava el lino *(ver procedimiento en p. 163)* y reserva.

Tritura la zanahoria, el apio, el limón, el aceite, el curry y la sal hasta conseguir un puré. Mézclalo con las semillas coladas, el cáñamo y el perejil.

Extiende en las hojas de las rejillas del deshidratador, marca el corte deseado y deshidrata durante unas 12 horas, dales la vuelta y deja deshidratando hasta que queden crocantes.

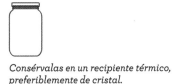

Consérvalas en un recipiente térmico, preferiblemente de cristal.

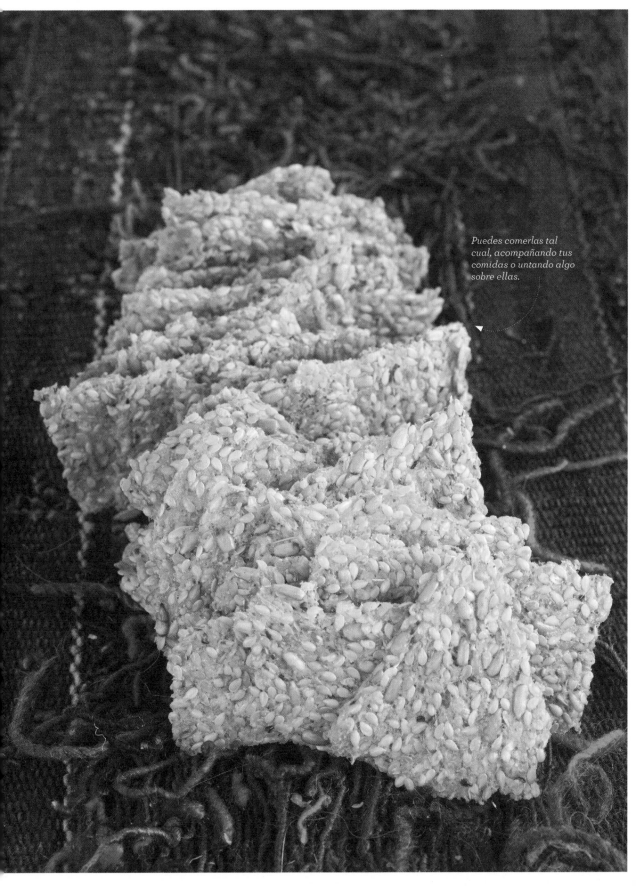

Puedes comerlas tal cual, acompañando tus comidas o untando algo sobre ellas.

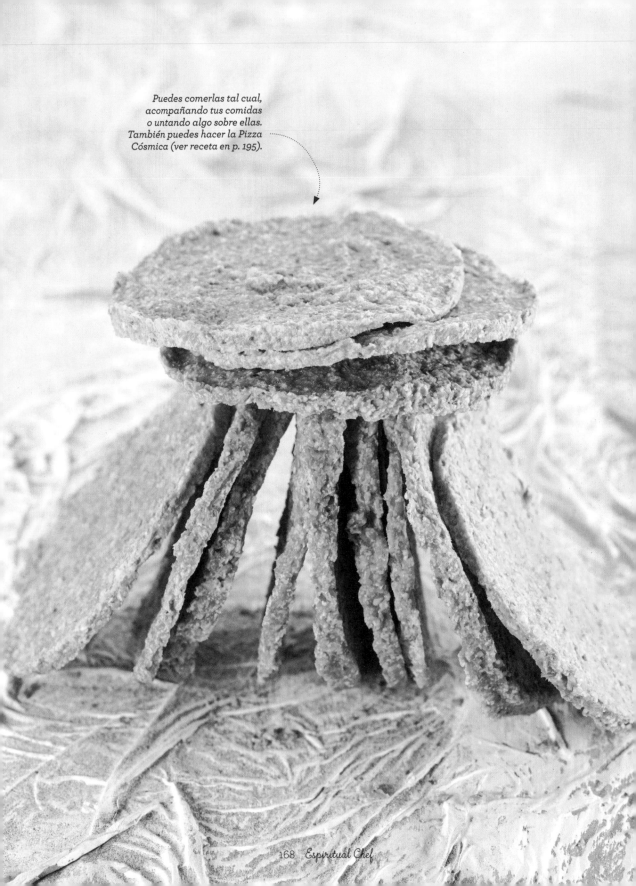

Puedes comerlas tal cual,
acompañando tus comidas
o untando algo sobre ellas.
También puedes hacer la Pizza
Cósmica (ver receta en p. 195).

Masa neutra de zanahoria y trigo sarraceno

Esta receta tiene muchas variantes, ¡investiga!

para 20 piezas

INGREDIENTES

180 g de trigo sarraceno germinado

250 g de zanahoria rallada

50 g de lino dorado

60 ml de aceite de oliva

1 cucharada de orégano

PROCEDIMIENTO

Pon a remojar en agua la linaza durante una noche o un mínimo de 4 horas. Lava el lino *(ver procedimiento en p. 163)*.

Tritura todos los ingredientes en el robot de cocina. Extiende en las hojas de las rejillas del deshidratador. Corta marcando y dibujando cuadrados o círculos con un utensilio fino.

Deshidrata unas 6 horas. Dale la vuelta. Deshidrata unas 2 horas más o hasta llegar a una textura que no sea del todo seca.

Consérvalas en un recipiente térmico, preferiblemente de cristal.

Snacks

Dentro del mundo de la deshidratación, se pueden crear sorprendentes snacks. Hay muchas variantes. Aquí muestro los más crujientes y que mejor me han acompañado.

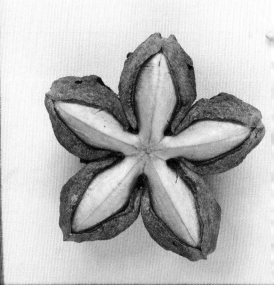

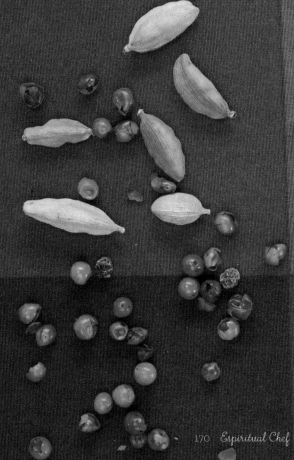

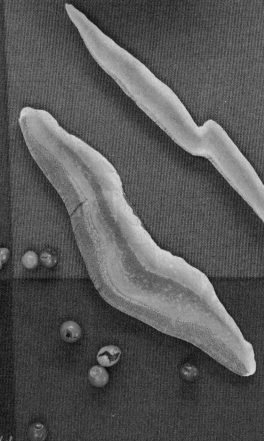

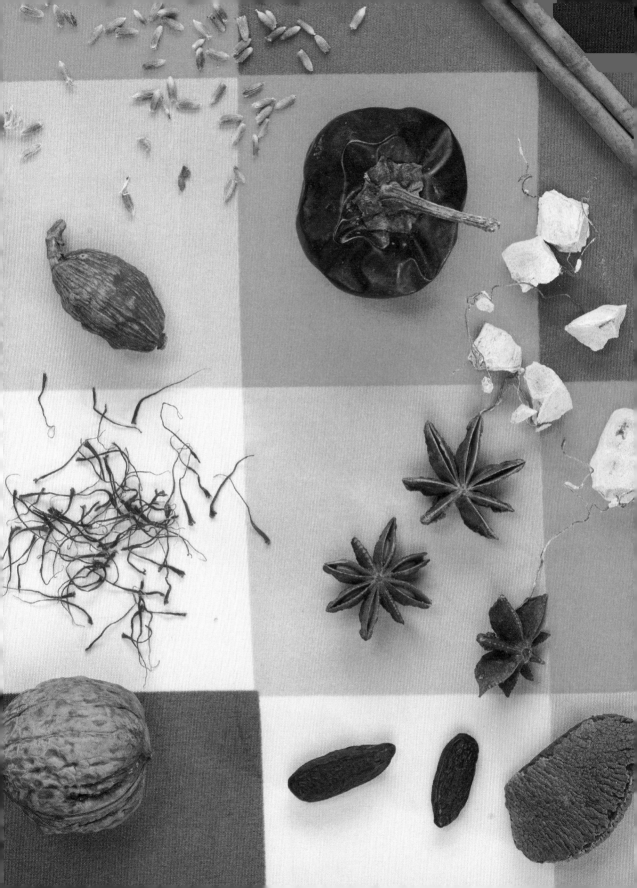

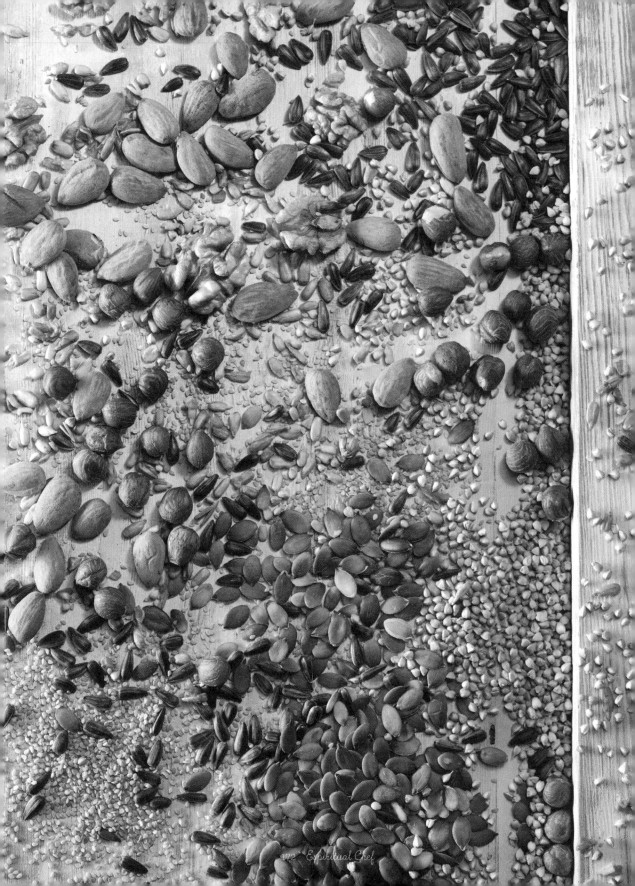

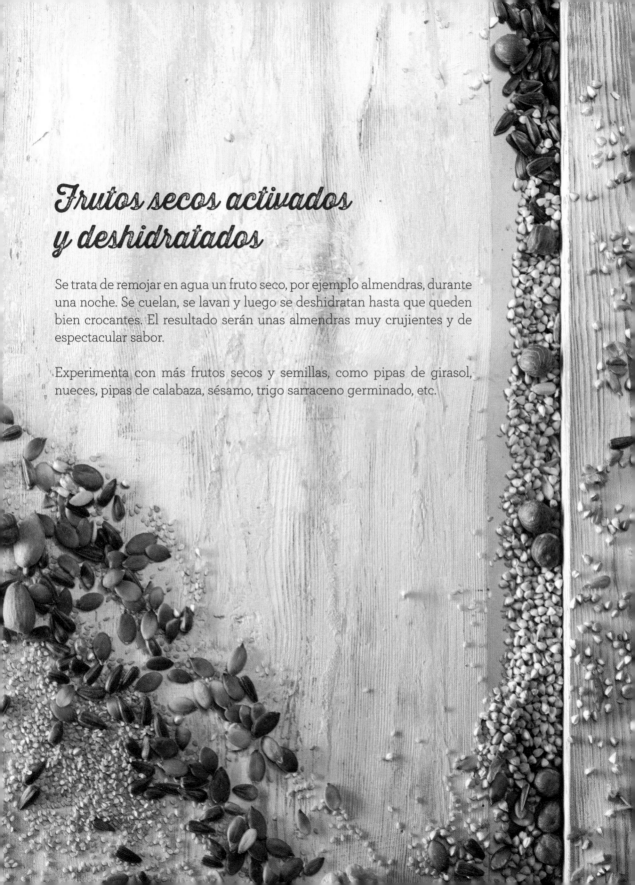

Frutos secos activados y deshidratados

Se trata de remojar en agua un fruto seco, por ejemplo almendras, durante una noche. Se cuelan, se lavan y luego se deshidratan hasta que queden bien crocantes. El resultado serán unas almendras muy crujientes y de espectacular sabor.

Experimenta con más frutos secos y semillas, como pipas de girasol, nueces, pipas de calabaza, sésamo, trigo sarraceno germinado, etc.

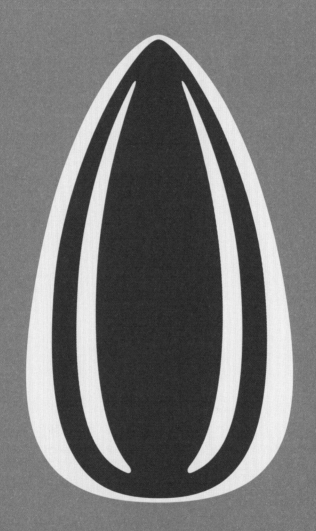

Los frutos y semillas activados y deshidratados podemos comerlos tal cual o emplearlos para otras recetas. Otra opción es condimentarlos antes de deshidratarlos para que al deshidratarse hayan tomado el sabor que queramos, por ejemplo sal o tamari, algo dulce, una pasta de curry o un pesto, como veremos a continuación.

Almendras al curry

INGREDIENTES

250 g de almendras (remojadas previamente en agua unas 12 horas)

1 cucharadita de curry

2 cucharadas de levadura nutricional

1 cucharadita de sal

3 cucharadas de aceite de oliva

50 ml de agua

PROCEDIMIENTO

Cuela y lava las almendras. Haz un paté mezclando media taza de almendras activadas con el resto de los ingredientes. Reboza bien el paté resultante con las almendras sobrantes y pon a deshidratar durante unas 24 horas, hasta que queden bien crocantes.

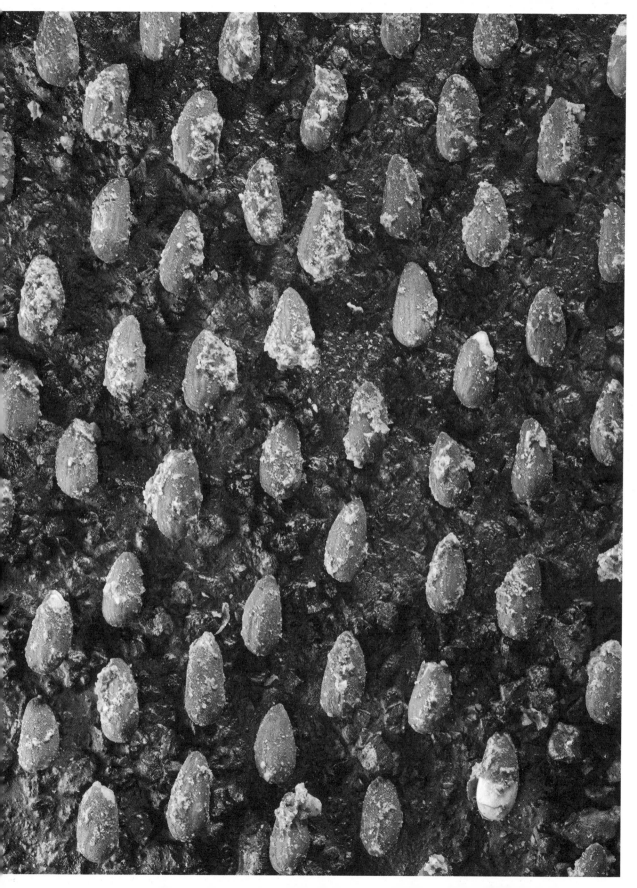

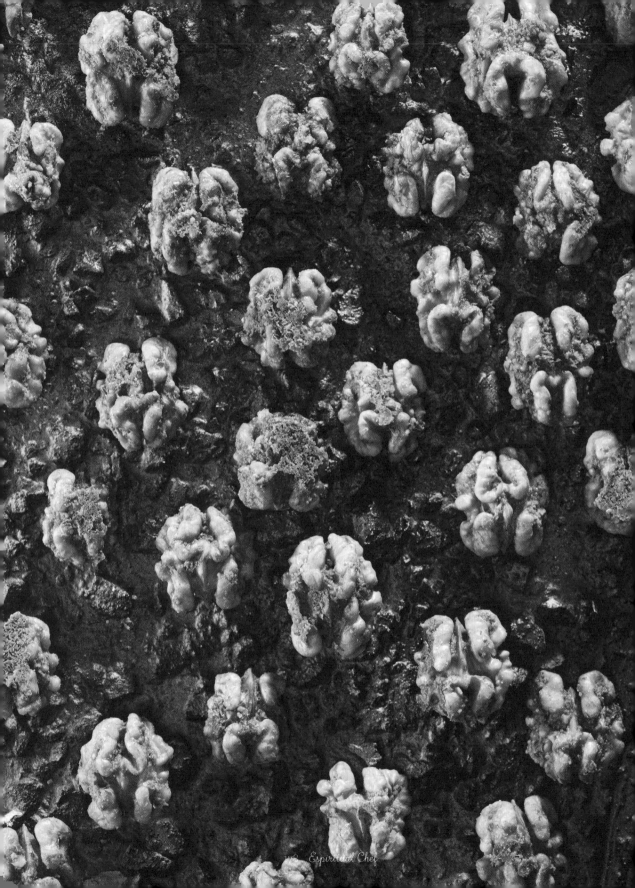

Puedes condimentar con el sabor que te apetezca y te guste.

NUECES AL PESTO

INGREDIENTES

250 g de nueces (remojadas previamente en agua unas 12 horas)

una taza de hojas de albahaca

2 cucharadas de levadura nutricional

½ cucharadita de sal

3 cucharadas de aceite de oliva

1 diente de ajo

50 ml de agua

PROCEDIMIENTO

Cuela y lava las nueces.
Haz un pesto con media taza de nueces activadas y con el resto de los ingredientes. Reboza bien el pesto con las nueces sobrantes y pon a deshidratar durante unas 24 horas, hasta que queden bien crocantes.

Puedes utilizar otros frutos secos: pipas de girasol o calabaza, anacardos, macadamias, etc.

Consérvalo en un recipiente térmico, preferiblemente de cristal.

Chips de kale
a la crema cítrica de cebolla

INGREDIENTES

300 g de hojas de kale

100 g de anacardos (remojados previamente en agua unas 4 horas)

25 g de pipas de girasol (remojadas previamente en agua unas 4 horas)

45 ml de zumo de limón

ralladura de un limón

30 g de cebolla seca

3 cucharadas de aceite de oliva

1 cucharadita de sal

6 cucharadas de levadura nutricional

50 g de zanahoria rallada

160 ml de agua

PROCEDIMIENTO

Saca el tallo de la kale, corta las hojas en trozos y resérvalas. Por otro lado, cuela y lava los anacardos y las pipas, tritúralas con el resto de los ingredientes hasta obtener una crema. Reboza bien la kale en la crema y pon a deshidratar unas 24 horas o hasta que quede bien crocante.

Puedes reemplazar la kale por hojas de col rizada. Quedan perfectamente crocantes.

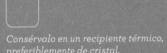

Consérvalo en un recipiente térmico, preferiblemente de cristal.

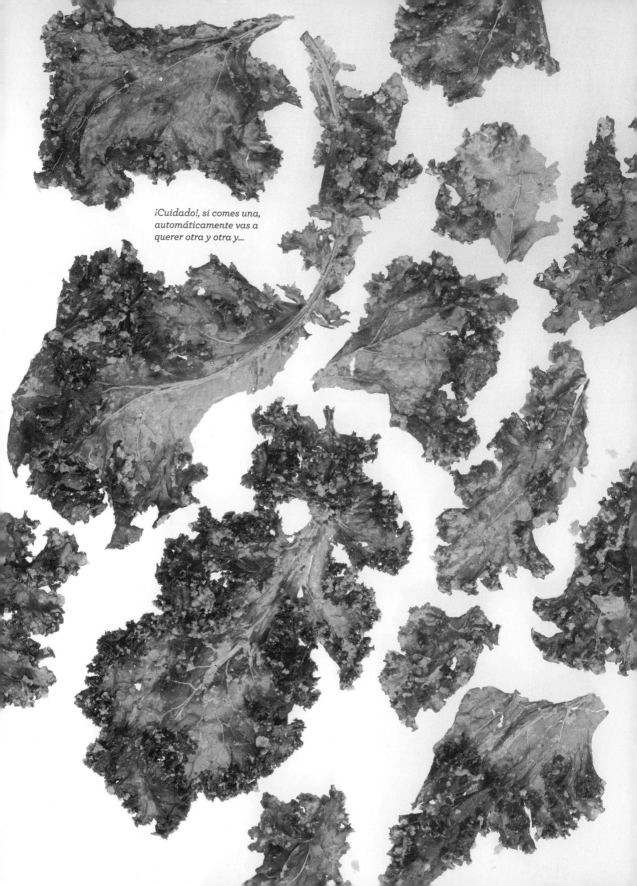

¡Cuidado!, si comes una, automáticamente vas a querer otra y otra y...

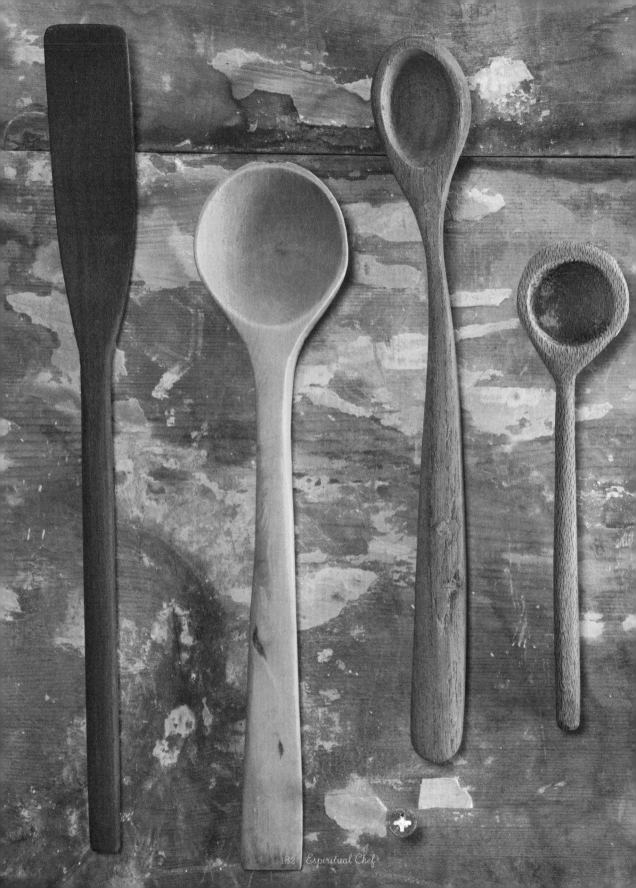

Sugerencias del chef

Seguro que las próximas creaciones te resultarán inspiradoras. Te aviso de que es probable que al comerlas sientas el mantra «Mmmmmm» como si quisiera salir de tu garganta de forma inintencionada. ¡Estupendo! ¡Cuantas más veces te suceda, mejor!

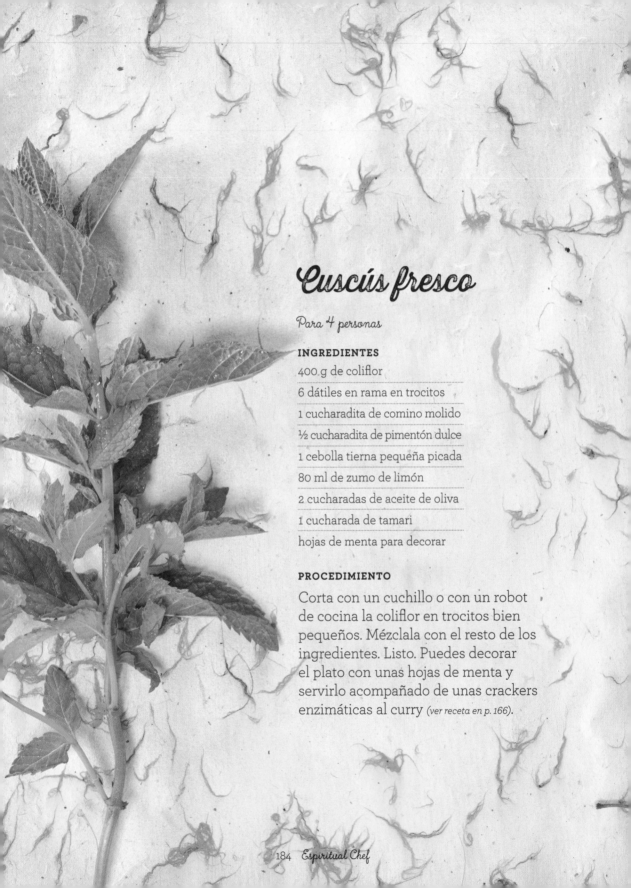

Cuscús fresco

Para 4 personas

INGREDIENTES

400 g de coliflor

6 dátiles en rama en trocitos

1 cucharadita de comino molido

½ cucharadita de pimentón dulce

1 cebolla tierna pequeña picada

80 ml de zumo de limón

2 cucharadas de aceite de oliva

1 cucharada de tamari

hojas de menta para decorar

PROCEDIMIENTO

Corta con un cuchillo o con un robot de cocina la coliflor en trocitos bien pequeños. Mézclala con el resto de los ingredientes. Listo. Puedes decorar el plato con unas hojas de menta y servirlo acompañado de unas crackers enzimáticas al curry *(ver receta en p. 166).*

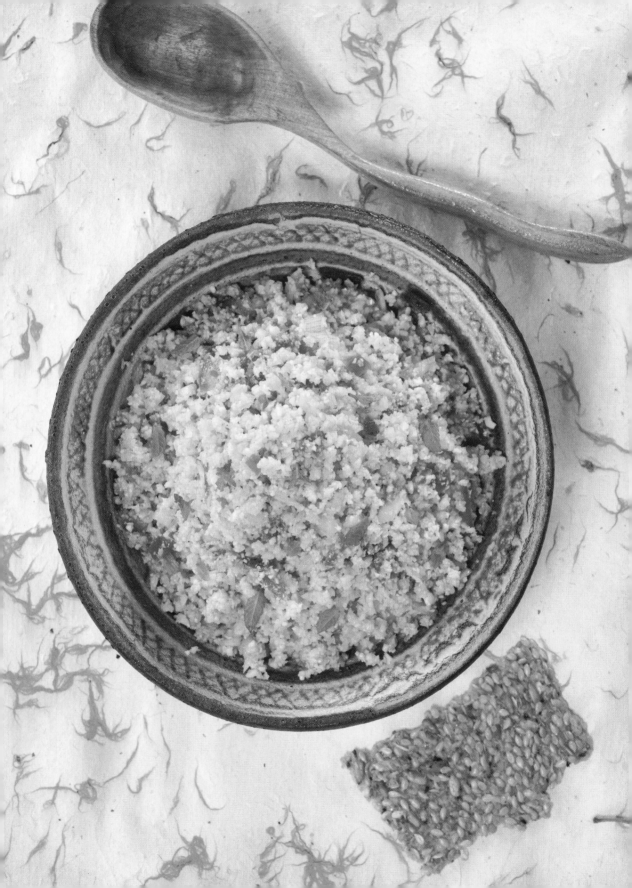

NORI ROLL VERDE Y BLANCO

Para 4 personas

INGREDIENTES

4 hojas de alga nori

esterilla de sushi

wasabi

Para el arroz de coliflor

300 g de coliflor

150 g de piñones o anacardos

1 cucharada de sirope de agave
u otro dulce

2 cucharadas de vinagre de arroz

Para el verde

½ aguacate

4 hojas de espinacas

un puñadito de germinados de girasol

unas tiritas finas de pimiento verde

unas tiritas finas de apio

Para el blanco

queso crema de anacardos rápido
(ver receta en p. 139)

1 tirita de pepino pelado

20 g de champiñones

cebolla tierna

Para la salsa de tamari

60 ml de tamari

un trozo de jengibre rallado bien fino

zumo de medio limón

PROCEDIMIENTO

Para el arroz de coliflor, tritura la coliflor y los anacardos o piñones en el robot de cocina por separado. En un bol, mezcla bien y condimenta con el agave y el vinagre. Reserva.

Para la salsa de tamari, mezcla todos los ingredientes y reserva.

Para el montaje, coloca una hoja de nori en la esterilla de sushi. Extiende el arroz de coliflor en la hoja dejando un borde pequeño a ambos lados y en la parte inferior, y un borde más grande en la parte superior.

Para el roll verde, forma una línea encima del arroz de coliflor con tiras de aguacate, germinados, hojas de espinaca cortadas bien finas y tiras de apio y pimiento.

Para el roll blanco, forma una línea encima del arroz de coliflor con el queso de anacardos, el champiñón en tiras, las tiras del pepino y unas semillitas de sésamo.
Enrolla bien firme, de forma compacta. Corta en ocho piezas y sirve de la manera más zen posible.

SUSHI - ZEN

Inspirándonos en el popular sushi japonés podemos realizar una gran variedad de estos finos rollos de una manera viva y nutritiva. Eso sí, aquí dejamos a los peces nadar tranquilos.

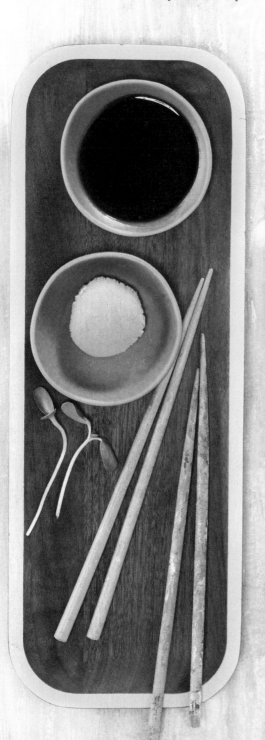

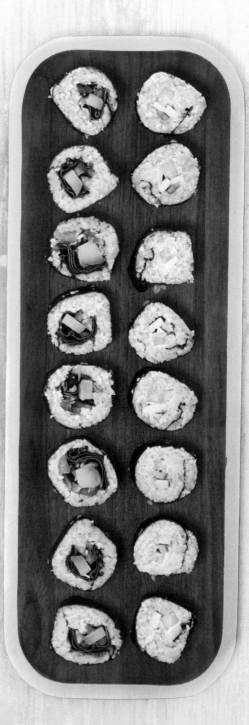

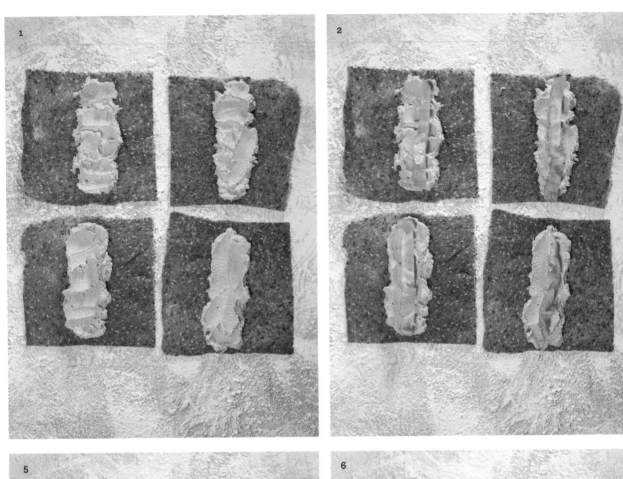

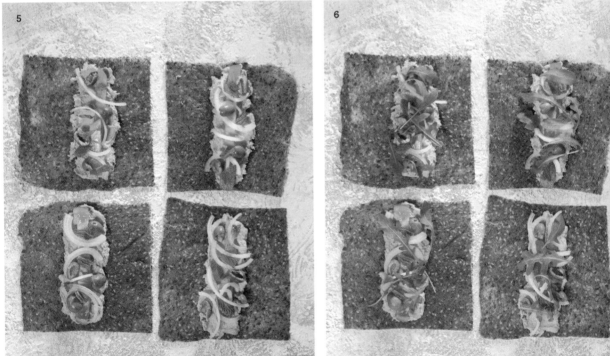

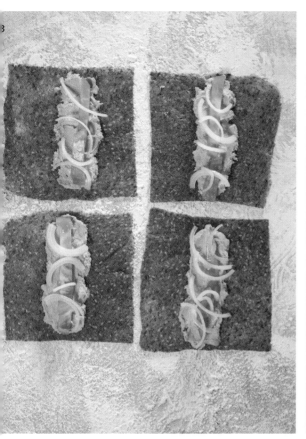

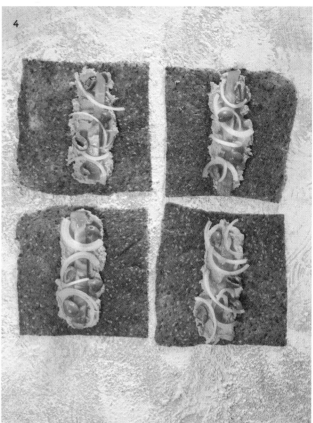

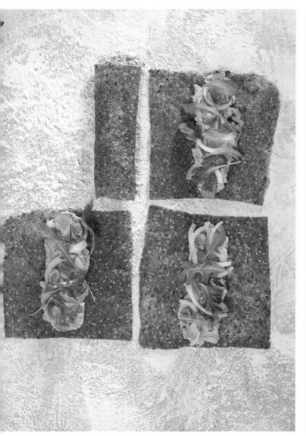

Buen rollo árabe

Para 8 rollos

INGREDIENTES

8 buenos rollos
(ver receta en p. 160)

2 tomates

50 g de aceitunas
sin hueso

un puñado de rúcula

un puñadito de menta

½ cebolla cortada
en rodajas finas

media receta
de humus mágico
(ver receta en p. 145)

PROCEDIMIENTO

Rellena los rollos de
humus, el tomate en
tiras, la cebolla, las
aceitunas, la menta y
la rúcula. Forma un
rollo y sirve.

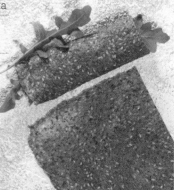

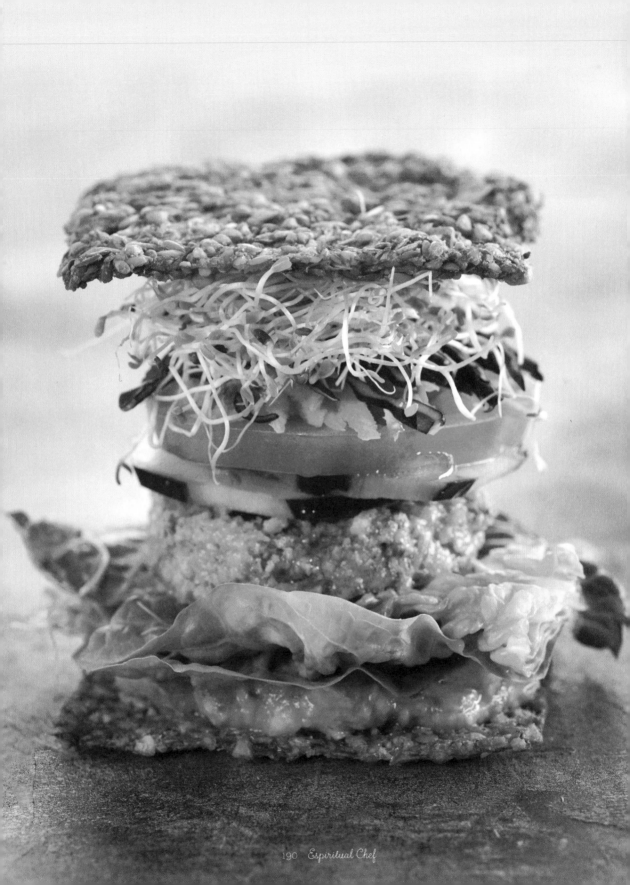

Sándwich Amor

Para 4 unidades

INGREDIENTES

8 panes esenios contemporáneos
(ver receta en p. 165)

4 hojas grandes de lechuga

1 tomate grande

½ pepino

1 zanahoria rallada

un trozo de col lombarda

germinados de alfalfa

aguacate enchilado
(ver receta en p. 146)

aceite de oliva

pimienta negra

Para el falafel mágico

media receta de humus mágico
(ver receta en p. 145)

PROCEDIMIENTO

Para el falafel mágico, sobre las hojas del deshidratador, utiliza moldes circulares de unos 6 cm de diámetro para crear una especie de hamburguesas de humus de 1½-2 cm de altura. Pon a deshidratar durante 8 horas. Gíralos, extrae las hojas y deja deshidratando durante 8 horas más.
Corta el tomate y el pepino en rodajas y utiliza la mandolina para cortar bien fina la col lombarda. Resérvalos.

Para el montaje, dispón un pan esenio contemporáneo, úntalo con aguacate enchilado, coloca encima lechuga, luego un falafel, tomate, pepino, zanahoria, col lombarda y germinados. Vierte por encima un chorrito de aceite de oliva y un poco de pimienta negra molida y tapa esta torre con otro pan esenio contemporáneo.

Ya tienes el sándwich Amor.
¡Aho, gran espíritu!

Lasaña sagrada del Mediterráneo

Para 4 personas

INGREDIENTES

queso untable de anacardos fermentado *(ver receta en p. 138)*

salsa de tomates secos *(ver receta en p. 195)*

1 calabacín grande

1 cucharadita de sal

menta fresca

100 g de aceitunas sin hueso

100 g de espinacas

2 tomates frescos cortados en rodajas germinados

Para las setas marinadas

100 g de portobellos u otra seta

4 cucharadas de tamari

2 cucharadas de aceite de oliva

Para el paté parmesano

75 g de nueces (previamente remojadas en agua unas 8 horas)

30 g de levadura nutricional

1 cucharadita de sal

PROCEDIMIENTO

Con la mandolina, corta el calabacín a lo largo en láminas anchas bien finas, añade la sal y la menta y reserva hasta el montaje.

Para las setas marinadas, corta en tiras bien finas los portobellos y marínalos con el tamari y el aceite de oliva unos 10 minutos. Reserva hasta el montaje.

Para el paté parmesano, cuela y lava las nueces y tritúralas con todos los ingredientes hasta que obtengas una consistencia moldeable. Este paté es ideal para condimentar. Tiene un sabor muy intenso. Resérvalo hasta el montaje.

Para el montaje, coloca una base de láminas de calabacín, sobre ésta, tomate, y sigue formando capas untando salsa de tomate, espinacas, queso de anacardos, nuevamente calabacín, portobellos, espinacas, paté parmesano, tomate, aceitunas, más queso, calabacín y por último, salsa de tomate y germinados, todo bien firme.

¡Y a disfrutar!

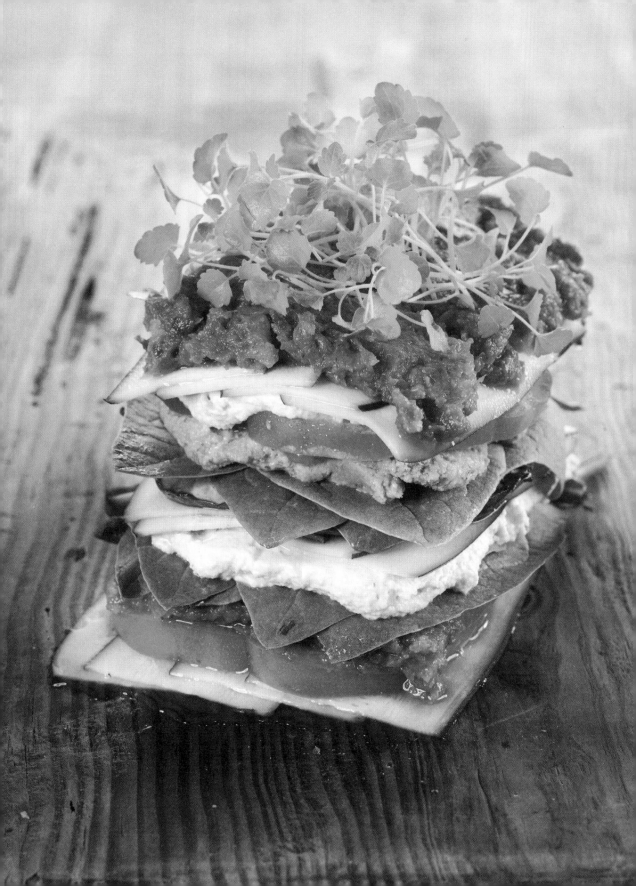

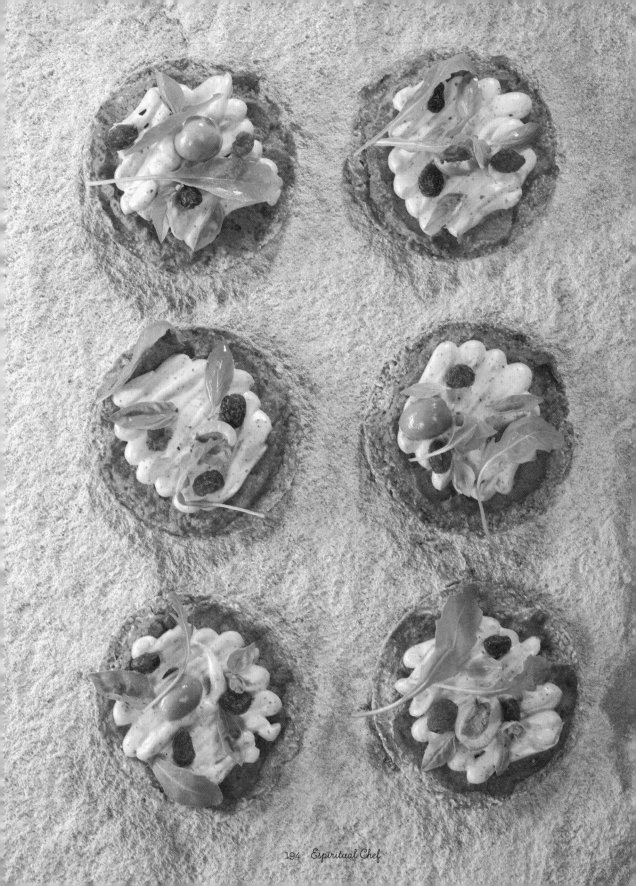

PIZZA CÓSMICA

Para 8 raciones

INGREDIENTES

8 masas neutras de zanahoria
y trigo sarraceno
(ver receta en p. 169)

queso untable de anacardos
fermentado *(ver receta en p. 138)*

50 g de aceitunas sin hueso

un puñado de albahaca

un puñado de rúcula

2 cucharadas de orégano

aceite de oliva al gusto

Para la salsa de tomates secos

100 g de tomates secos
*(previamente remojados en agua
una ½ hora)*

200 g de tomate fresco

4 cucharadas de aceite de oliva

1 cucharada de orégano

una pizca de sal marina

1 diente de ajo

Para la cebolla caramelizada

1 cebolla pequeña

½ cucharadita de sal

2 cucharadas de azúcar de coco
u otro endulzante

1 cucharada de aceite de oliva

PROCEDIMIENTO

Para la cebolla caramelizada, corta la cebolla en rodajas finas y macéralas con la sal, como mínimo 1 hora, para que suelten el agua y se ablanden. Agrega el azúcar de coco y el aceite. Mezcla bien y reserva para el montaje.

Para la salsa de tomates secos, cuela y lava los tomates. Tritúralos en la batidora con el resto de los ingredientes. Reserva para el montaje.

Para el montaje, unta en cada masa una cucharadita de salsa de tomate, luego una cucharadita colmada de queso de anacardos y por encima un poco de cebolla confitada. Se podría poner ya el resto de los ingredientes y comer, pero lo que hago es ponerlas a deshidratar durante 1 hora. Con esto conseguimos que se fusionen los sabores y que esté mucho más rico en su conjunto. Además, al servir estarán ligeramente calientes, ¡como recién sacadas del horno! Transcurrida la hora, las sacas y añades unas aceitunas, albahaca, un hilo de aceite de oliva y, por último, un toque de sal y orégano.

LOS SORRAWNTINOS DEL ESPACIO

Para 4 personas

INGREDIENTES

300 g de berenjenas

2 cucharadas de sal

100 g de tomates cherry

un puñadito de perejil

unos pétalos de flores comestibles

Para el relleno

queso crema de anacardos rápido
(ver receta en p. 139)

100 g de albaricoques secos

un puñado de albahaca

Para el pesto cremoso

50 g de anacardos (previamente remojados en agua unas 4 horas)

una taza de hojas de albahaca

2 cucharadas de levadura nutricional

1 cucharadita de sal

30 ml de aceite de oliva

30 ml de zumo de limón

1 diente de ajo

60 ml de agua

PROCEDIMIENTO

Pela y corta la berenjena en rodajas circulares de un grosor de ½ cm. En un recipiente plano ve poniendo las berenjenas con sal, tápalas y déjalas que maceren durante unas 4 horas, removiendo cada hora. Al finalizar, observarás que están muy blandas y que han soltado un líquido oscuro. Lávalas bien; ya las puedes usar. Extiende la mitad de las berenjenas en las hojas del deshidratador. Coloca sobre cada rodaja un cuarto de cucharadita de queso de anacardos, un trozo de albaricoque y una hojita de albahaca en tiras. Luego tapa cada una con las berenjenas restantes y con los dedos aprieta bien los bordes para sellarlas. Llévalas a deshidratar durante unas 2 horas. Dales la vuelta, sacando las hojas y dejando deshidratar 1 hora más. Ya tienes los sorrawntinos.

Para el pesto cremoso, cuela y lava los anacardos. Tritúralos con el resto de los ingredientes hasta lograr una consistencia bien cremosa. Reserva.

Para el montaje, dispón los sorrawntinos en un plato, vierte gotas del pesto cremoso, añade los tomates cherry cortados en rodajitas, las flores y hojas de perejil.

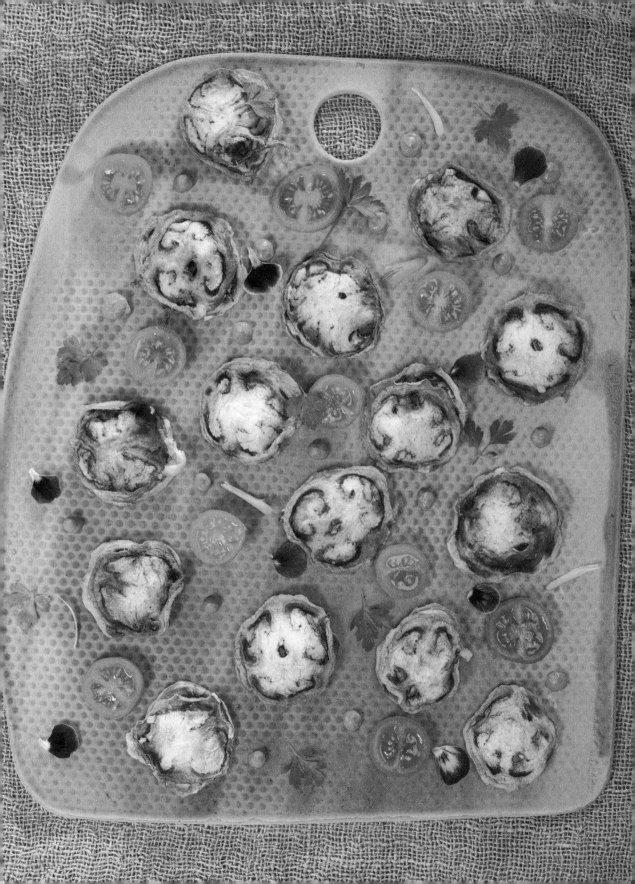

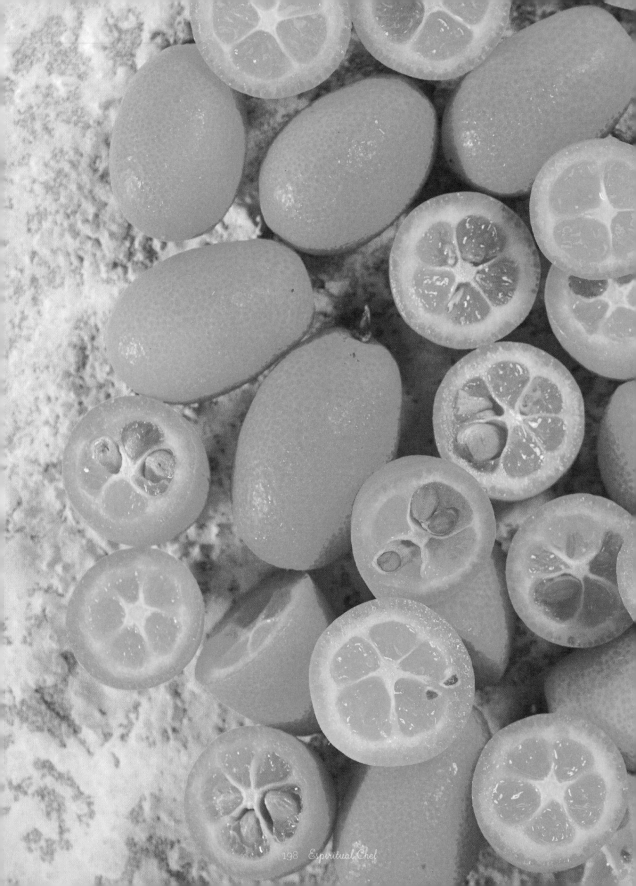

Dulces ascensión

¡Todo es posible! Con estas recetas sorprenderás hasta al paladar más exigente. ¡Y qué fácil!

Se pueden conseguir unos
sabores muy ricos y
consistencias perfectas sin la
necesidad de usar los ingredientes
típicos de la pastelería
convencional, o sea, huevos,
azúcar, lácteos, mantequillas, etc.
En su lugar emplearemos frutos
secos, semillas, frutas
y endulzantes como dátiles,
pasas, siropes, etc.

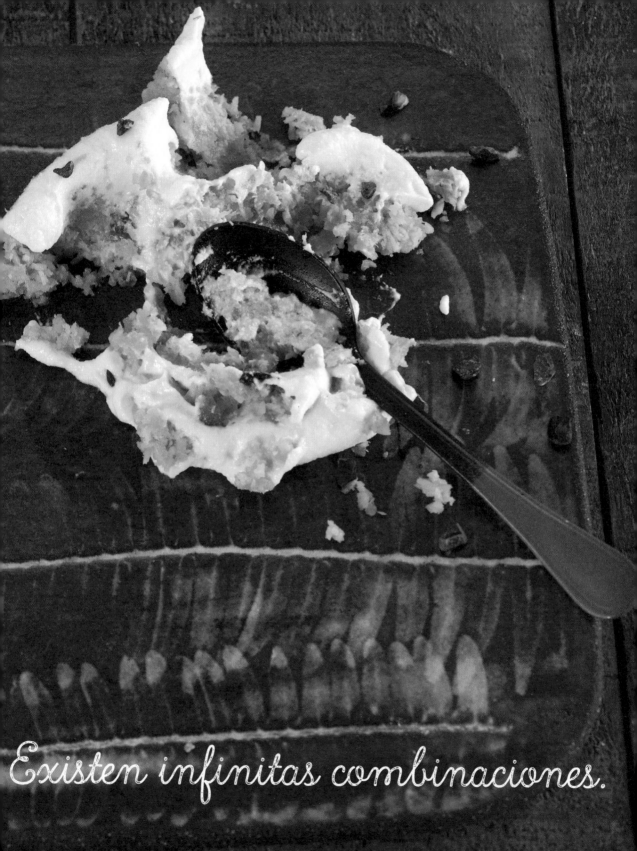

Existen infinitas combinaciones.

Te recomiendo
utilizar moldes que
sean desmoldables.

Pastel crudito inolvidable de pera

Para 12 porciones aprox.

INGREDIENTES

Para la base

200 g de almendras
(previamente remojadas
en agua unas 12 horas)

20 dátiles en rama

1 cucharadita de canela

Para el relleno

500 g de peras

1 cucharadita de semillas
de anís

*En lugar de
dátil, prueba
con pasas, higos
u otro dulce.*

*También puedes utilizar la
pulpa de las leches como
sustituto de las almendras.*

PROCEDIMIENTO

Para la base Cuela y lava las almendras y tritúralas junto con los dátiles y la canela en un robot de cocina hasta obtener una masa moldeable. Coloca la masa en un molde con tus propias manos cubriendo todo con una capa de 1 cm de alto, incluidos los bordes. Si no tienes molde, puedes prescindir de él dándole forma a la masa con las manos.

Para el relleno Pela y ralla la pera, agrégale el anís molido. Mezcla bien y coloca sobre la base.

*Las almendras las
puedes sustituir por
otro fruto seco.*

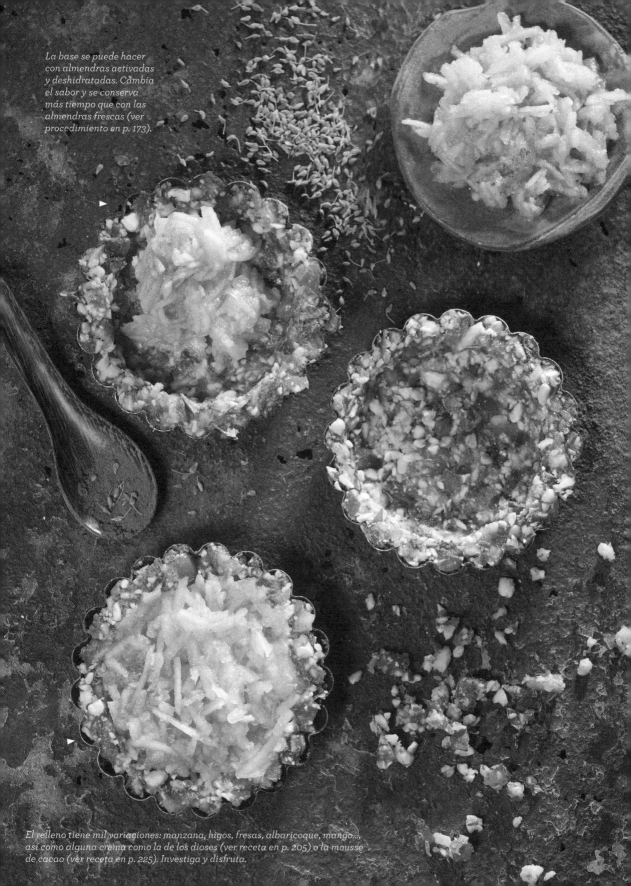

La base se puede hacer con almendras activadas y deshidratadas. Cambia el sabor y se conserva más tiempo que con las almendras frescas (ver procedimiento en p. 173).

El relleno tiene mil variaciones: manzana, higos, fresas, albaricoque, mango..., así como alguna crema como la de los dioses (ver receta en p. 205) o la mousse de cacao (ver receta en p. 225). Investiga y disfruta.

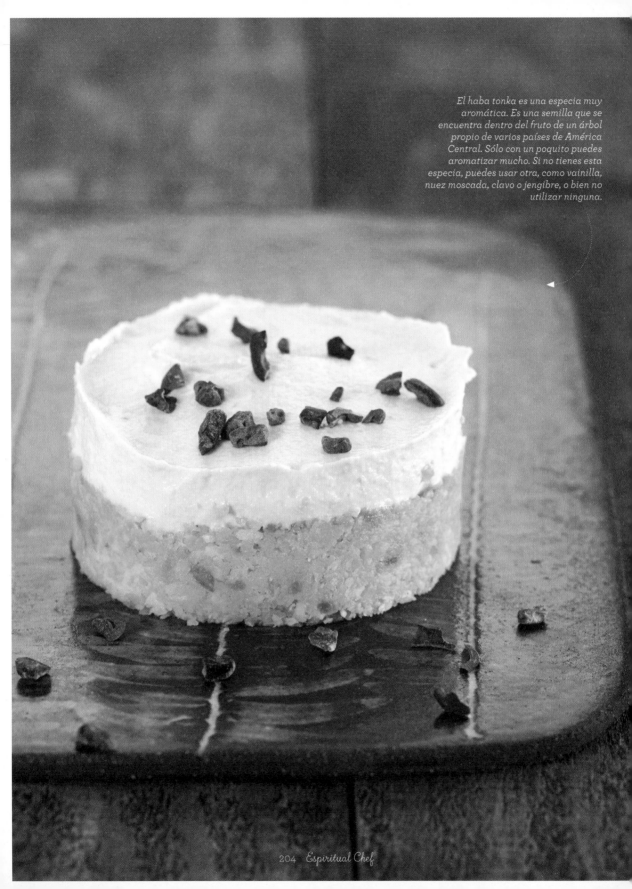

El haba tonka es una especia muy aromática. Es una semilla que se encuentra dentro del fruto de un árbol propio de varios países de América Central. Sólo con un poquito puedes aromatizar mucho. Si no tienes esta especia, puedes usar otra, como vainilla, nuez moscada, clavo o jengibre, o bien no utilizar ninguna.

PASTEL DE ZANAHORIA DE OTRO MUNDO

Para 12 porciones aprox.

INGREDIENTES

Para la base

800 g de zanahorias

ralladura de dos limones

15 dátiles

¼ de haba tonka

100 g de coco rallado

1 cucharada de aceite de coco

25 g de semillas troceadas de cacao

Para el relleno

300 g de anacardos (remojados previamente en agua entre 3 y 8 horas)

zumo de dos limones

1 cucharada de aceite de coco

una pizca de sal

una pizca de vainilla en polvo

60 ml de sirope de agave u otro endulzante

molde de 6 cm de diámetro por 4 cm de alto

PROCEDIMIENTO

Para la crema de los dioses al limón Cuela y lava los anacardos. Tritúralos en la batidora con el resto de los ingredientes y enfría.

Para la base Con un extractor de zumo extrae el zumo de toda la zanahoria para obtener la pulpa. Reserva 60 ml del zumo y el resto tómalo o utilízalo para otra receta. Tritura en el robot de cocina la pulpa junto a la ralladura de limón, los dátiles, el coco seco y la haba tonka. Agrega por último los 60 ml de zumo de zanahoria, el aceite de coco y las semillas de cacao y mezcla bien.

Pon la base en el molde cubriendo hasta un poco más de la mitad y completa esparciendo la crema por arriba.

Por separado, la base y la crema se pueden conservar en un recipiente hermético en la nevera de cuatro a cinco días.

BESOS DE CAFÉ

INGREDIENTES

Para la base

150 g de nueces activadas y deshidratadas
(ver procedimiento en p. 173)

150 g de trigo sarraceno activado y deshidratado
(ver procedimiento en p. 173)

2 cucharadas de lúcuma

una pizca de sal

20 dátiles en rama

Para la crema de café

250 g de anacardos (remojados previamente en agua desde 3 a 8 horas)

1 cucharada de café molido

1 cucharadita de vainilla en polvo

una pizca de sal

150 ml de agua

60 ml de sirope de agave u otro endulzante

4 cucharadas de aceite de coco

fresas secas para arriba

La lúcuma es una fruta muy agradable y dulce con forma similar a la de un aguacate, pero de color naranja. Es originaria de los valles andinos del Perú. Se puede conseguir fresca en los lugares donde se cultiva, y fuera de ellos, en forma de polvo como un superalimento, como en este caso. Si no tienes, no pasa nada, no es esencial.

PROCEDIMIENTO

Para la crema de café Cuela y lava los anacardos, tritúralos en la batidora con el resto de los ingredientes y enfría.

Para la base Tritura en el robot de cocina los ingredientes secos por un lado y los dátiles por otro. Mézclalos bien y moldea a tu gusto en pequeñas raciones. Unta con la crema y no te vuelvas loco de lo rico que está.

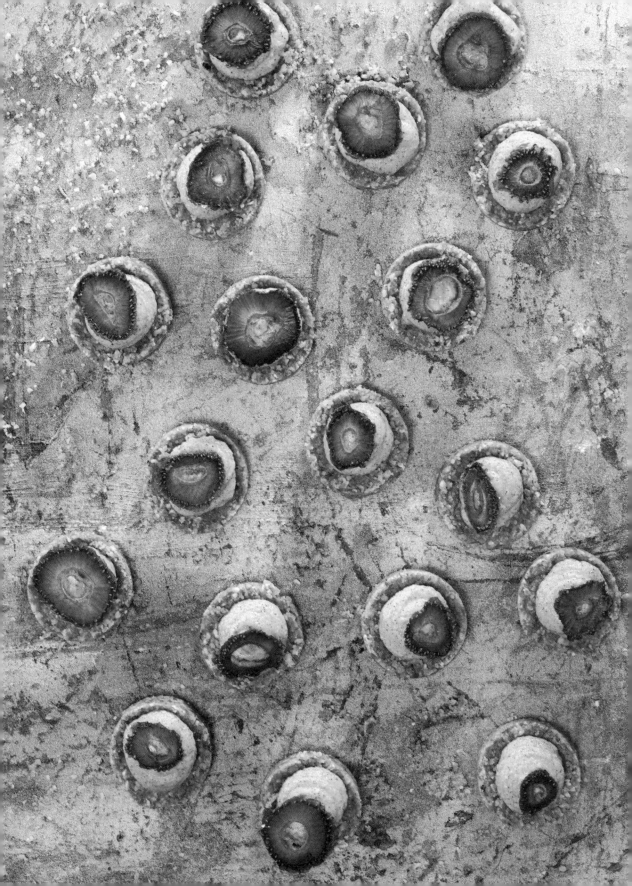

BARRITAS ENERGÉTICAS

INGREDIENTES

150 g de avellanas (remojadas previamente en agua unas 8 horas)

100 g de pipas de girasol (remojadas previamente en agua unas 8 horas)

100 g de trigo sarraceno activado
(ver procedimiento en p. 173)

50 g de coco seco

15 dátiles

60 ml de sirope de arce u otro dulce

80 g de pasas

350 g de manzanas

1 cucharadita de canela

PROCEDIMIENTO

Tritura en trozos pequeñitos las avellanas. Aparte, haz un puré con la manzana, el sirope, la canela y los dátiles. Mézclalo bien con las avellanas y el resto de los ingredientes. Extiéndelo sobre las hojas del deshidratador formando barritas de 10 cm por 5 cm y deshidrata hasta obtener una consistencia crocante; aproximadamente serán unas 24 horas. A mitad del proceso dales la vuelta y retira las hojas.

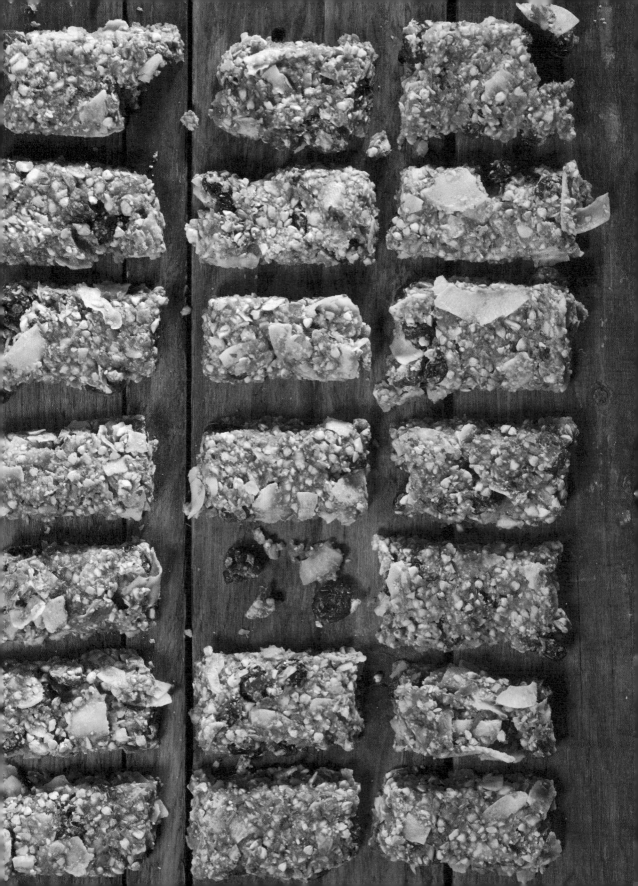

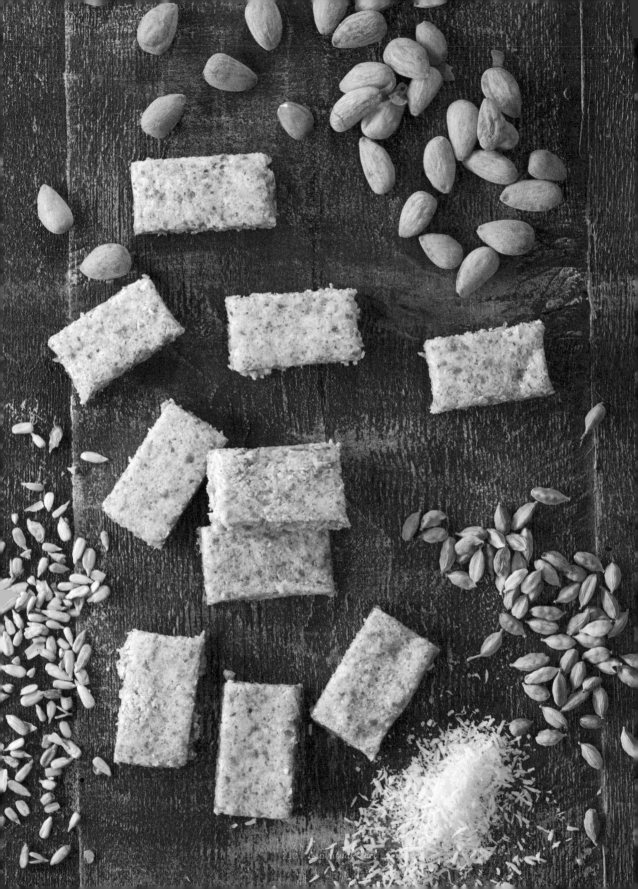

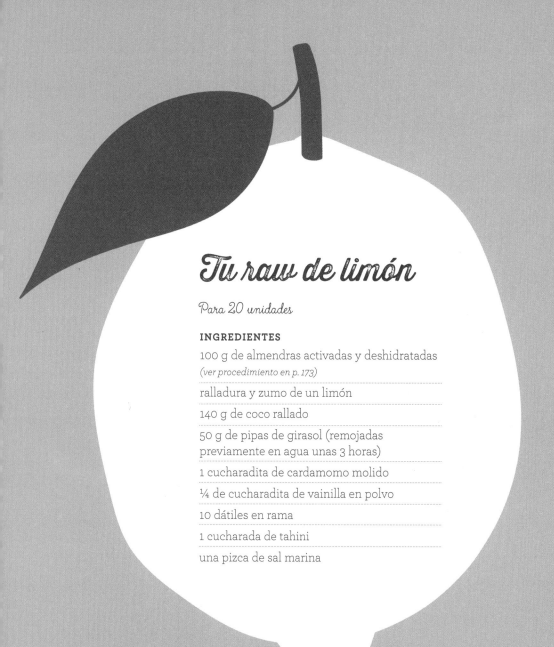

Tu raw de limón

Para 20 unidades

INGREDIENTES

100 g de almendras activadas y deshidratadas
(ver procedimiento en p. 173)

ralladura y zumo de un limón

140 g de coco rallado

50 g de pipas de girasol (remojadas
previamente en agua unas 3 horas)

1 cucharadita de cardamomo molido

¼ de cucharadita de vainilla en polvo

10 dátiles en rama

1 cucharada de tahini

una pizca de sal marina

PROCEDIMIENTO

Cuela y lava las pipas de girasol. En un robot de cocina, tritúralas junto a las almendras,
la ralladura de limón, el coco, el cardamomo, la vainilla y la sal marina. Por otro lado,
haz una pasta con los dátiles, el zumo de limón y el tahini. Mezcla bien las dos partes
y moldea con la ayuda de un palo de cocina creando un rectángulo grande de 2 cm de
alto en una bandeja antiadherente. Porciona, enfría y sirve.

Crema de chía con fresas

Para 8 raciones

INGREDIENTES

500 ml de leche de almendras o de otro fruto seco *(ver procedimiento en p. 82)*

5 cucharadas de semillas de chía

1 cucharadita de vainilla

60 ml de sirope de agave u otro dulce

Para la salsa de fresas

100 g de fresas

2 cucharadas de azúcar de coco

1 cucharada de chía

Para decorar

100 g de fresas

100 g de arándanos

PROCEDIMIENTO

Para la crema Introduce todos los ingredientes en la leche y mezcla bien con una varilla hasta que todo quede incorporado. Pon a enfriar hasta que cuaje, más o menos unas 2 horas. Remueve con frecuencia.

Para la salsa Limpia las fresas y tritúralas bien con todos los ingredientes. Lleva a enfriar.

Para el montaje Ve poniendo la crema en un vaso, luego la salsa y por último las fresas con los arándanos, intercalándolos a tu gusto.

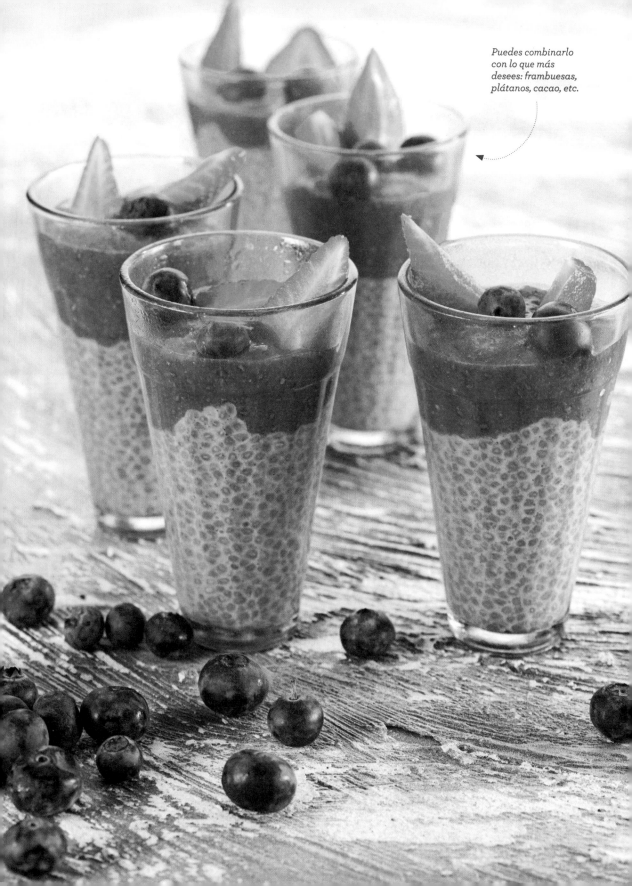

Puedes combinarlo con lo que más desees: frambuesas, plátanos, cacao, etc.

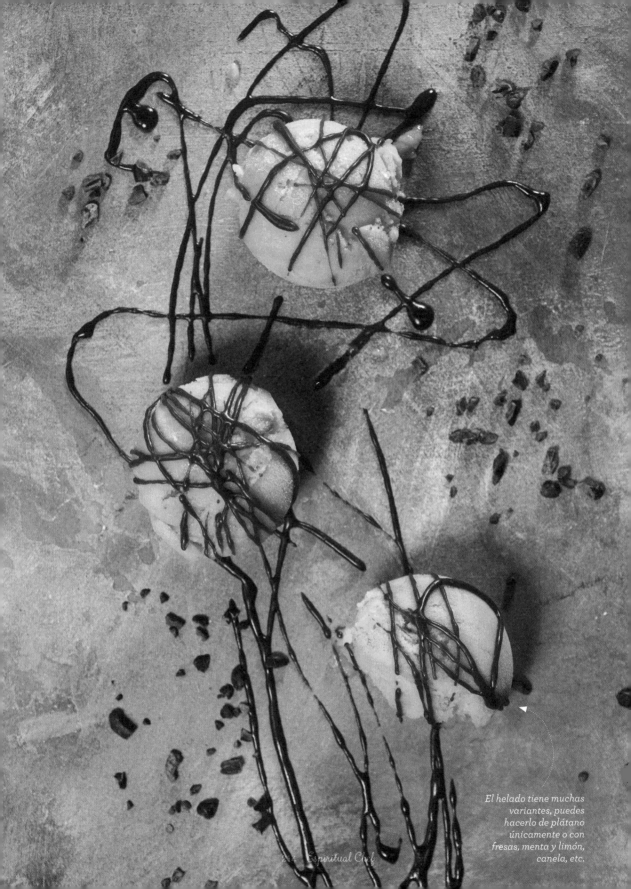

El helado tiene muchas
variantes, puedes
hacerlo de plátano
únicamente o con
fresas, menta y limón,
canela, etc.

Helado de plátano y mango con salsa de chocolate

El toque cremoso ideal para satisfacer al alma.

Para 5 raciones

INGREDIENTES

Para el helado

400 g de plátanos

250 g de mango

Para la salsa de chocolate

60 ml de aceite de coco derretido

60 ml de sirope de agave
u otro dulce

1 cucharada colmada de cacao
en polvo

La salsa puedes ponerla en un biberón de cocina y usarla con lo que más te guste.

PROCEDIMIENTO

Para el helado Pela y corta en rodajas el plátano y el mango y ponlos a congelar. Una vez congelados, tritúralos bien hasta obtener una consistencia cremosa. Lo puedes mantener en el congelador en un recipiente hermético.

Para la salsa de chocolate Tritura todos los ingredientes hasta que queden unidos. Obtendrás una salsa increíble.
Para el montaje, dispón dos bolas de helado y báñalas con la salsa.

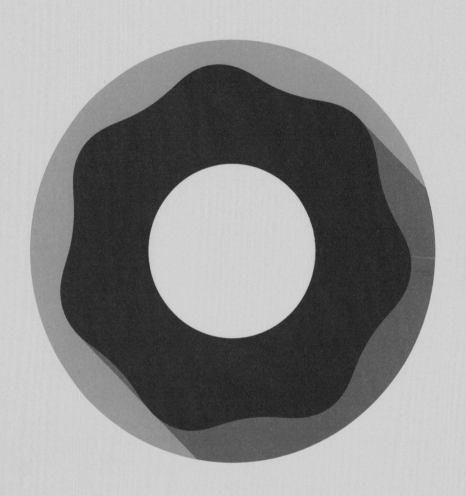

Si tuviera
que resaltar
algo del
Raw Food,
sin duda serían
los dulces.

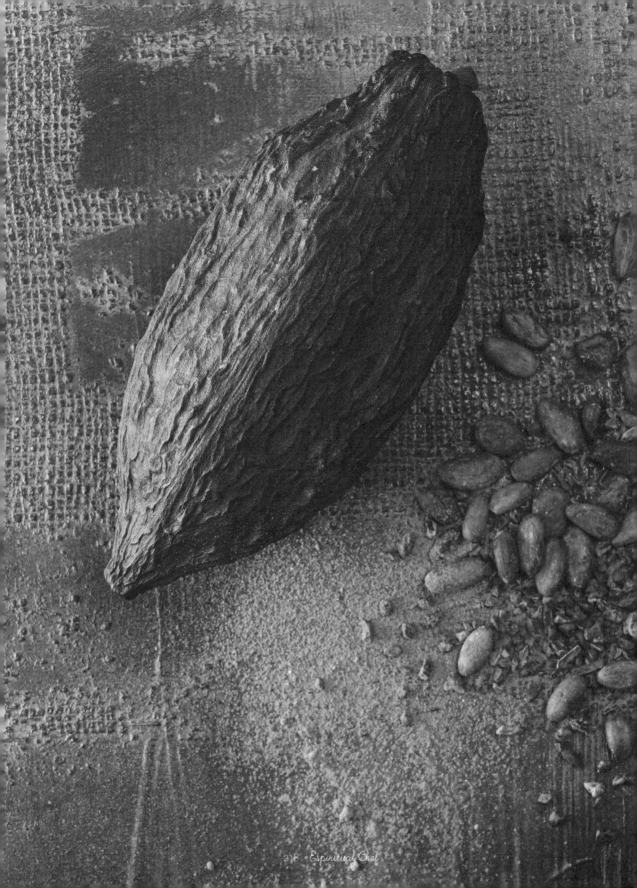

Cacao

El alimento de los dioses

Si tuviera que resaltar un fruto, aparte del aguacate *(que aparece en la cubierta del libro)*, sin duda nombraría el cacao. Este fruto tiene mucha historia y, según leyendas mayas y aztecas, era un alimento divino para estas culturas. Muchos de sus rituales sagrados se centraban en torno a esta planta.

Hoy en día el cacao está muy introducido en la sociedad, aunque prostituido en la mayoría de los casos. Su esencia parece haber sido olvidada. Este fruto es grande, nace directamente del tronco y de las ramas de su árbol.

El interior del fruto contiene una crema rica, que se puede comer solamente en el lugar donde crece. Entre la crema se encuentran las semillas de cacao. Éstas se someten a varios procesos, como el de fermentado o de secado. Estas semillas se pueden comer tal cual y es así como yo aconsejo comer el cacao principalmente. Con cinco semillas al día notarás sus beneficios. Eso sí que es cien por cien cacao.

Las semillas se trituran y se elabora lo que se denomina pasta de cacao, y también existe un proceso mediante el que se obtiene por un lado la grasa o manteca de cacao y por otro, el polvo. Todos estos son los protagonistas de nuestros exquisitos chocolates crudos. Las próximas recetas son ejemplos de cómo trabajar con el cacao. Incorporaremos endulzantes naturales y con la ayuda de algún que otro fruto lograremos grandes elixires.

El cacao
es una fuente
de magnesio,
vigoriza el corazón,
nos da alegría
y energía,
nos aporta longevidad
e incrementa nuestra
capacidad mental.

Chocolate avatar

Este excelente bocado saciará la necesidad de dulce y de cacao.
Tiene una textura consistente a base de frutos secos endulzada con dátiles.
Esta receta nació en Ibiza un día en que las cosas no iban bien y me sentía triste.
Entré en la cocina, mezclé en la procesadora lo que tenía a mano y me encontré
con esta sorpresa. Ese mismo día terminó con mucha felicidad, ya que los que
lo comieron formaron parte de la solución de mis problemas. Y pasé a otra
dimensión. Fue entonces cuando le puse el nombre avatar inspirándome en la
película que había visto unas semanas antes.

Para 25 unidades

INGREDIENTES

60 g de manteca de cacao

100 g de almendras activadas y
deshidratadas
(ver procedimiento en p. 173)

25 g de nueces activadas y
deshidratadas
(ver procedimiento en p. 173)

125 g de trigo sarraceno
activado y deshidratado
(ver procedimiento en p. 173)

50 g de coco seco

60 g de cacao crudo en polvo

1 cucharada de lúcuma en
polvo

½ cucharada de maca en polvo

½ cucharada de espirulina en
polvo

una pizca de sal marina

20 dátiles en rama

PROCEDIMIENTO

Derrite al baño María la manteca de cacao.
En la procesadora, tritura el resto de los
ingredientes excepto los dátiles.
Una vez triturado todo, ve agregando uno a
uno los dátiles.
Al finalizar, pasa la pasta a un bol, agrega la
manteca de cacao derretida y mezcla bien.
Moldea sobre una bandeja antiadherente con
la ayuda de un palo de cocina.
Crea una forma rectangular de una altura
de 2 cm y corta en pedazos. Guárdalos en el
congelador y cuando estén bien duros,
pásalos a un recipiente hermético y guárdalos
en el frigorífico.

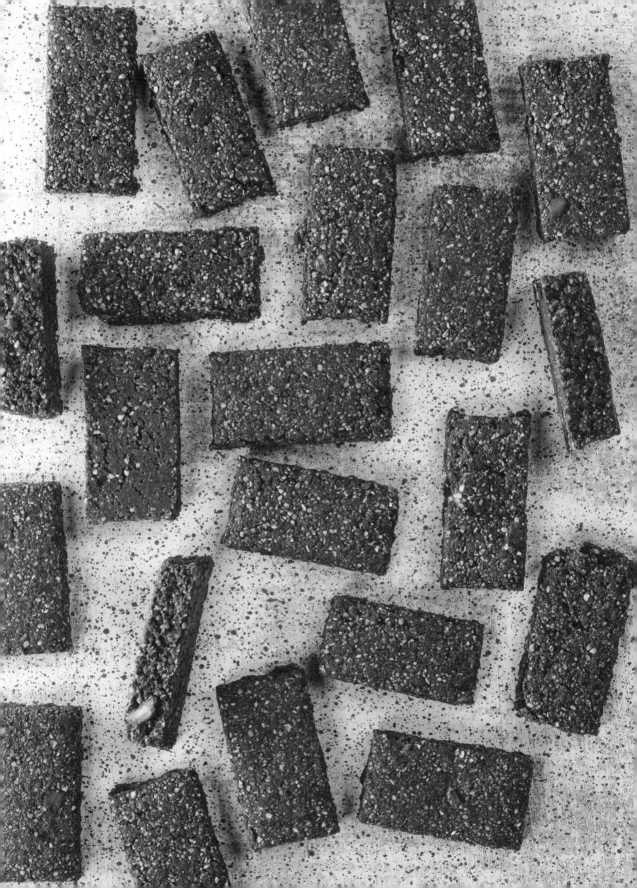

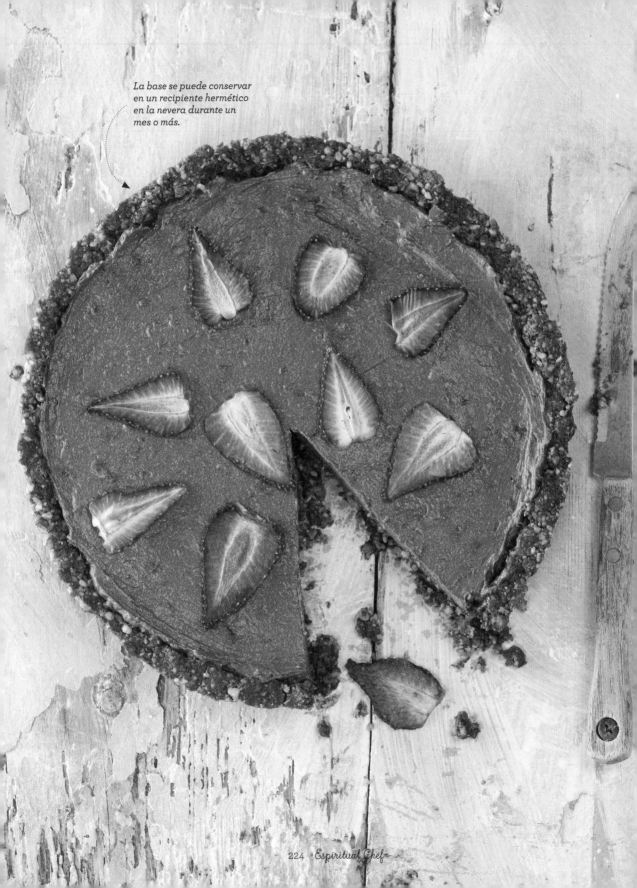

La base se puede conservar en un recipiente hermético en la nevera durante un mes o más.

Pastel inolvidable de mousse de aguacate y cacao

Para 12 porciones

INGREDIENTES

Para la base

250 g de nueces activadas
y deshidratadas
(ver procedimiento en p. 173)

20 dátiles en rama

3 cucharadas de cacao en polvo

Para la mousse

2 aguacates grandes

4 cucharadas de cacao en polvo

10 dátiles u otro dulce

zumo y ralladura de una
naranja

un molde desmoldable

PROCEDIMIENTO

Para la mousse Marina mínimo 1 hora los
dátiles con el zumo de naranja y la ralladura.
Tritúralos junto a los aguacates y el cacao y
reserva en el frigorífico.

Para la base Tritura todos los ingredientes hasta
obtener una masa moldeable.

Para el montaje Pon la base en el molde con
tus propias manos, moldea y cubre con el
mousse.

Si sustituyes el cacao
y la naranja del
mousse por zumo
de limón o lima,
obtendrás un mousse
de limón exquisito.

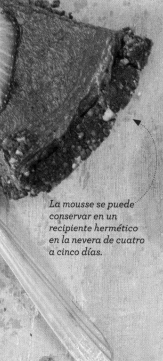

La mousse se puede
conservar en un
recipiente hermético
en la nevera de cuatro
a cinco días.

El cacao
se utilizaba como
moneda de cambio.
Se podría decir
literalmente que "el
dinero crecía en los
árboles", pues al cacao
se le adoraba como
hoy al dinero.

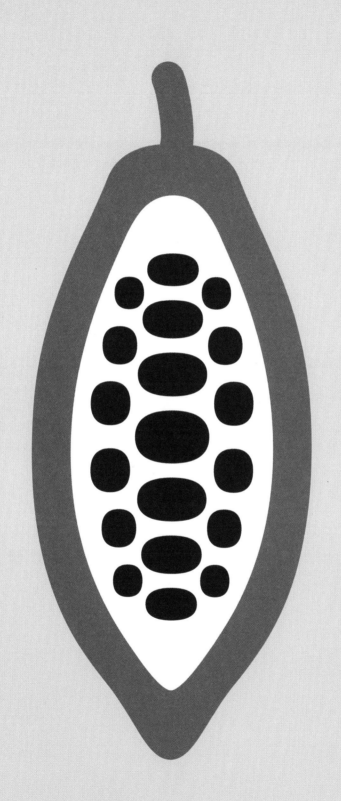

El choco base puedes utilizarlo también para bañar fresas, plátanos, cerezas, etc.
Puedes mezclarlo con frutos secos, utilizarlo como cobertura de un pastel, para bombones y demás
(ver recetas en esta página).

TABLETA PURA DE CHOCO VIVO
Con flores, trigo sarraceno y naranja

Para 3 tabletas

INGREDIENTES

Para el choco base

125 g de manteca de cacao

85 g de cacao en polvo

50 g de lúcuma

una pizca de sal

50 ml de sirope de agave
u otro dulce

Para los distintos sabores

15 g de naranja seca
(ver procedimiento en p. 156)

15 g de trigo sarraceno
activado y deshidratado
(ver procedimiento en p. 173)

1 cucharadita de pétalos de
lavanda seca

1 cucharadita de pétalos de
caléndula seca

Tres moldes de tabletas
de 15 cm por 7 cm

*Si no tienes molde de
tabletas usa moldes de
bombones o similares.*

PROCEDIMIENTO

De antemano, pon por separado en tres moldes diferentes la naranja seca en trocitos, el trigo sarraceno y los pétalos.

Para el choco base Derrite al baño María de forma suave, o en el deshidratador, la manteca de cacao. En un bol de acero inoxidable, mezcla el cacao, la lúcuma y la sal. Agrega la manteca derretida mezclando lentamente con una varilla. Luego agrega el sirope de agave y vierte la mezcla en los moldes. Guárdalos en el congelador. Una vez se haya endurecido, desmolda y conserva en el frigorífico.

*Ten siempre preparados con
anticipación los moldes secos
y con los sabores que les
quieras poner.*

El choco es muy delicado con las temperaturas. Si se enfría, se endurece, así que siempre es bueno trabajarlo rápido. Si ves que se te endurece, puedes llevarlo al baño María nuevamente y, con cuidado, ir removiendo.

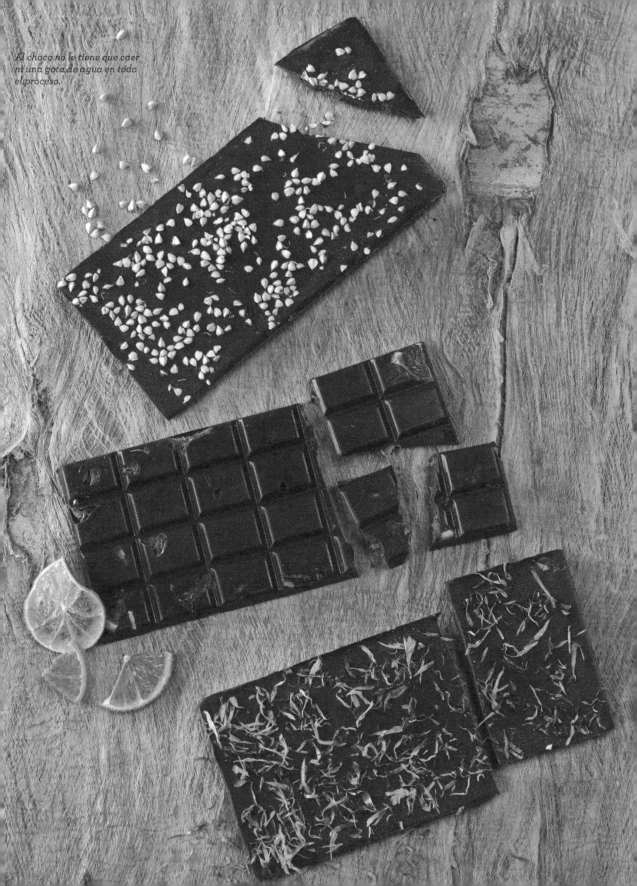

Al choco no le tiene que caer ni una gota de agua en todo el proceso.

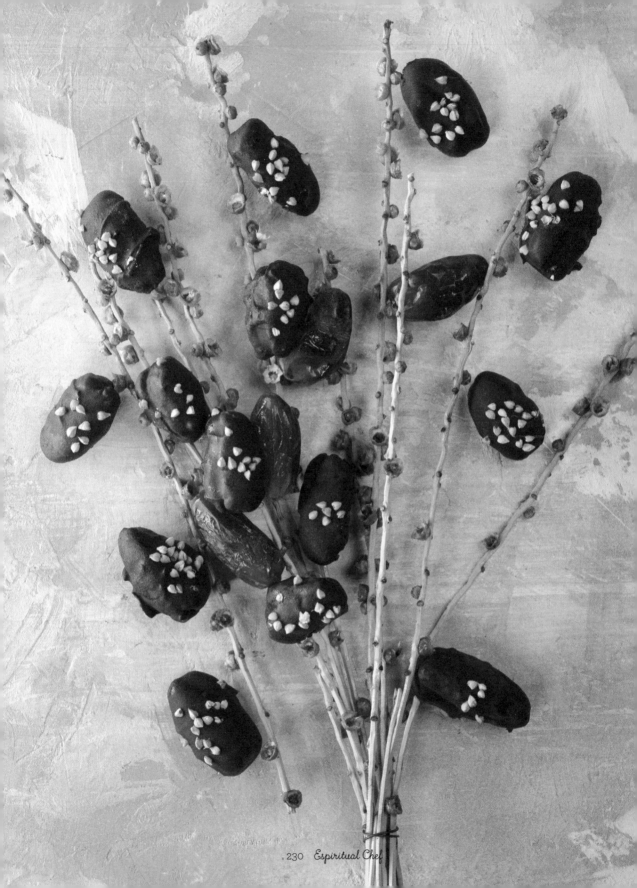

Dátiles bañados en choco

Rellenos de almendras crocantes

Para 20 unidades

INGREDIENTES

20 dátiles en rama

una receta de choco base
(ver procedimiento en p. 228)

20 almendras activadas
y deshidratadas
(ver procedimiento en p. 173)

PROCEDIMIENTO

Rellena cada dátil con una almendra.
Con cuidado, con una pinza o con un tenedor,
sumerge cada dátil en el choco base y
colócalos en una rejilla metálica fina, una hoja
del deshidratador o papel de horno, sobre una
bandeja. Pon a enfriar, y ¡listo!

*Antes de llevarlos a enfriar,
puedes decorarlos con trigo sarraceno germinado y deshidratado
(ver procedimiento en p. 173)*

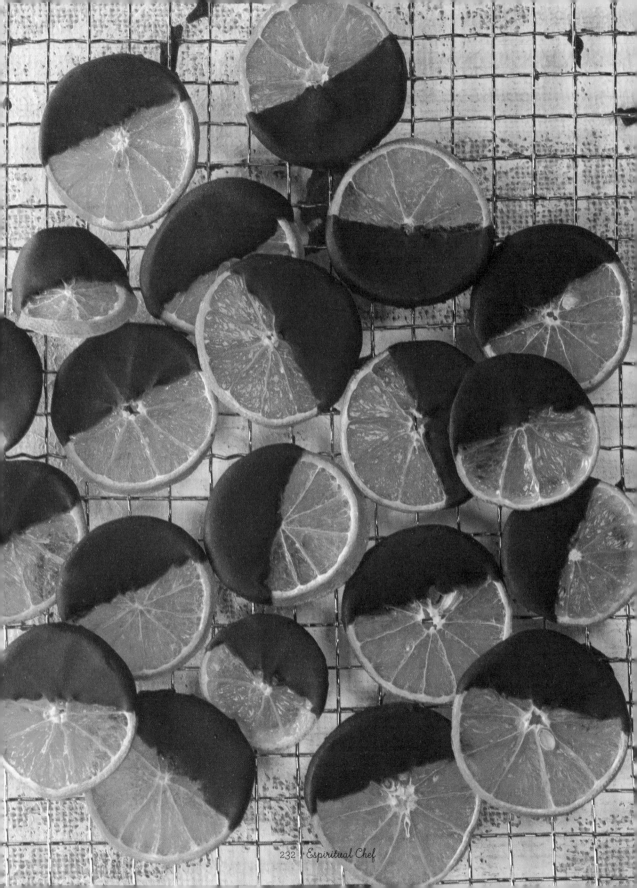

NARANJAS BAÑADAS EN CHOCO

Para 30 unidades

INGREDIENTES

30 rodajas de naranja seca
(ver procedimiento en p. 156)

una receta de choco base
(ver procedimiento en p. 228)

PROCEDIMIENTO

Con cuidado, con una pinza o con
tus manos, sumerge la mitad de cada
naranja en el choco base y ponlas en
una rejilla metálica fina, una hoja del
deshidratador o papel de horno, sobre
una bandeja.

Lleva a enfriar. ¡Ya las tienes!

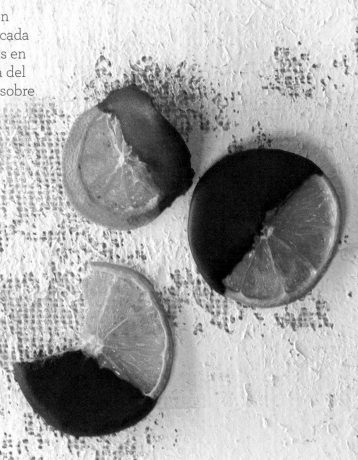

Índice de recetas y procesos

Ensaladas mandala

Fermentos

Quesos a partir de frutos secos

Patés-alud

Dulces ascensión

Cacao, el alimento de los dioses

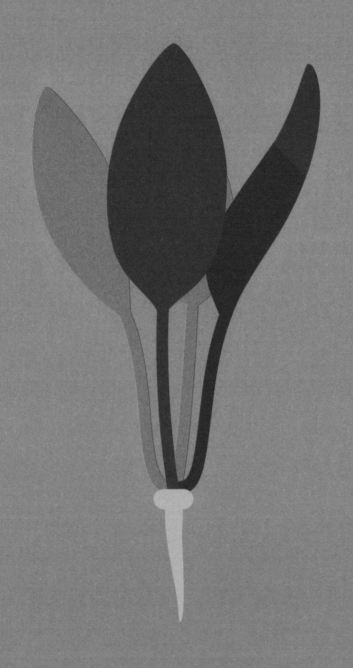

Agradecimientos

A mi familia completa, la de sangre, la prestada y a los que se fueron a las estrellas, por estar ahí cada día a pesar de la distancia y por mirar con muy buenos ojos cómo trazo el sendero de mi vida.

A todos mis amigos en las diferentes etapas de mi vida.

A toda la gente que apostó por mis ideales y por querer cambiar sus hábitos y encaminarse hacia un estilo de vida más sostenible.

A todos los que formaron y forman parte de mi camino. Gracias por vuestro apoyo, consejos y conocimiento.

A todos mis compañeros de la Fundación Blue Project.

A Gloria García, por tus ilustraciones, tu amor, tu paciencia y acompañamiento.

A Becky Lawton y su equipo, porque sin estas excelentes fotografías, el libro no sería el que es.

A Roser Orra por armonizar todo el contenido y dejar un libro impecable.

A Rocío Carmona y a la editorial Urano por apostar por este proyecto.

A mi corazón, que me guía cada día.

A la vida.

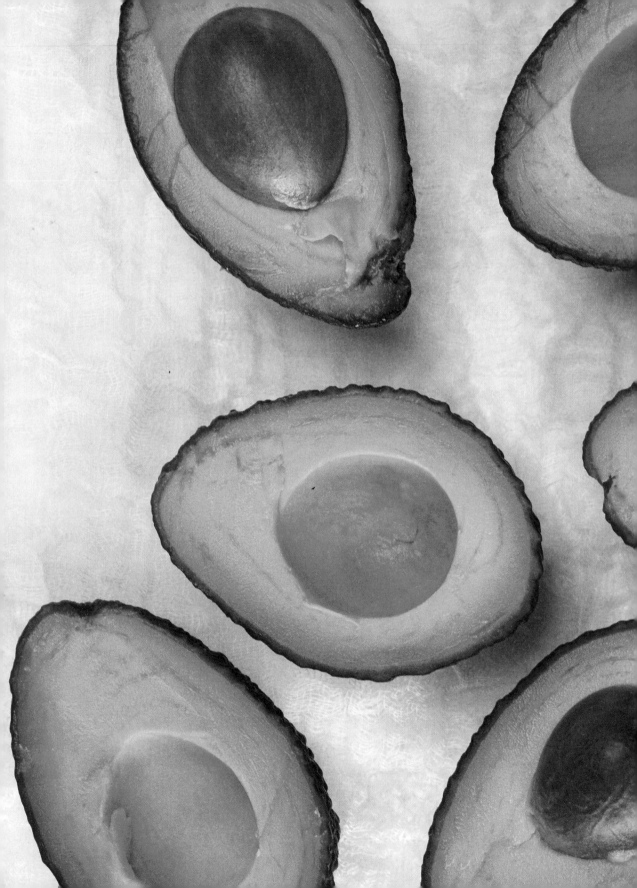